Серия «Здоровье нации»

М. Буров

Закаляйся, как сталь

Правильное закаливание и моржевание

Ростов-на-Дону
«Феникс»
2006

УДК 613
ББК 51.204.0
КТК 303
Б90

Буров М.
Б90 Закаляйся, как сталь : правильное закаливание и моржевание / М. Буров. — Ростов н/Д : Феникс, 2006. — 217, [4] с. — (Здоровье нации).

ISBN 5-222-09666-1

Всем известно, что лучше предупредить болезнь, чем бороться с ее последствиями, особенно если дело касается иммунитета и всяческих вирусных инфекций. Но с чего начинать? Правильно — закаляться! Это можно делать с младенческого возраста и до глубокой старости. На смену таблеткам и отварам придут воздух, вода и солнце, а эффект будет потрясающим.

Из книги вы узнаете, как правильно приступить к закаливанию организма, какие процедуры и в какой последовательности проводить. Ну а тем, кто уже не новичок в закаливании, будет полезна информация о правильном моржевании.

Закаляйтесь и будьте здоровы!

УДК 613
ББК 51.204.0

ISBN 5-222-09666-1

Часть первая

Основные понятия и принципы закаливания

Глава 1.

Начальные понятия о терморегуляции и теплообмене

Все живые организмы делятся на две группы: хладнокровных (те, которые приобретают температуру окружающей среды) и теплокровных (которые сохраняют постоянную температуру тела вне зависимости от внешних условий). У теплокровных животных температура тела колеблется в пределах 36–41 °С, так как именно такая температура наилучшим образом обеспечивает деятельность различных ферментов в живом организме. Известно, что при из-

менении температуры тела на один градус прирост образующегося в организме тепла и увеличение теплоотдачи одинаковы. Но температура в различных участках тела человека при этом различна. Так, открытые участки кожи охлаждаются быстрее, чем закрытые. Но температура внутренних органов при колебаниях температуры окружающего воздуха практически не меняется. Она может возрастать на 1–2 °С и более в моменты тяжелой физической работы или спортивных тренировок, а также при изменениях общего физиологического состояния организма — кратковременных или длительных. В течение суток температура тела изменяется незначительно: максимальные ее величины (37,0–37,1 °С) наблюдаются в 16–18, минимальные (36,2–36,0 °С) — в 3–4 часа утра. У пожилых людей температура тела может снижаться до 35–36 °С. Человек способен переносить отклонения внутренней температуры тела от нормальной на 4 °С в обе стороны: нижний предел — 33 °С, верхний — 41 °С. Разную температуру имеют внутренние органы. Самый горячий из них — печень (38–40°С). Температура в подмышечной впадине, измеряемая обычно для определения состояния здоровья человека, в норме равна 36,5–36,9 °С, а температура в прямой кишке — 37,2–37,5 °С. Все эти цифры близки к средней температуре тела, а также крови, омывающей все органы. Самую низкую температуру, неодинаковую на различных участках тела, имеют кожные покровы.

Постоянство температуры тела обеспечивается сочетанием двух взаимосвязанных процессов — теплопродукции и теплоотдачи. То есть поддержание постоянной температуры возможно лишь при том условии, что количество образующегося тепла равно количеству такового, которое тело отдает в окружающую среду; и если приход тепла равен его расходу, то температура тела сохраняется постоянной. Когда теплопродукция выше теплоотдачи, температура тела повышается; в противном случае наблюдается снижение температуры тела.

Теплообразование у человека происходит за счет непрерывного течения обменных процессов, сопровождающихся выделением тепла или тепловой энергии. Энергия, выделяемая человеком за сутки, слагается из трех величин: энергии основного обмена, повышенного обмена при приеме пищи и, наконец, энергии, образующейся в результате умственной и физической деятельности. Энергия основного обмена расходуется на поддержание главных жизненных функций: дыхания, работы сердца, почек и т. д. Теплопродукция увеличивается при приеме пищи вследствие повышенной деятельности пищеварительных органов. Повышение теплопродукции происходит в основном при физической работе и в значительно меньшей степени при умственной. Количество тепла, выделяющегося при этом, зависит от вида деятельности, интенсивности и продолжительности работы. В различных органах тела образуется неодинаковое количество тепла, и главный его производитель — мышцы. В нормальных условиях на их долю приходится 65–70% произведенного тепла, а, например, при интенсивной физической нагрузке они поставляют его до 90%. На втором по значимости теплопродукции месте — печень и пищеварительный тракт (20–30%).

Общее количество тепла в организме человека определяется как теплом, образующимся за счет обменных процессов, так и поступающим из внешней среды.

Кроме собственного тепла человек получает и тепло из окружающей среды. Тут включаются компенсаторные механизмы: при понижении температуры внешней среды ниже 15 °С теплообразование усиливается, а при увеличении свыше 30 °С — уменьшается. При значительном снижении внешней температуры возникает холодная дрожь (непроизвольное сокращение скелетных мышц). Это уже защитная реакция организма: теплообразование в мышцах при этом усиливается и тем самым поддерживается нормальная температура тела.

Наряду с образованием тепла происходит и его расход за счет теплоотдачи. При интенсивной мышечной работе наряду с усилением образования тепла увеличивается и его расход. Тепло в основном выделяется через кожу, а также посредством дыхания. Отдача тепла происходит излучением с поверхности тела, проведением тепла путем нагревания более холодного воздуха и расходом тепла посредством испарения с поверхности кожи и легких. У человека в состоянии покоя заметное потоотделение начинается, когда температура кожи повышается до 37 °С, а также при напряженной и продолжительной мышечной работе. Постоянно происходит испарение воды и в легких, но главным органом для потери тепла является кожа. Благодаря движению крови и лимфы ей передается тепло от внутренних органов; при повышении внешней температуры кровеносные сосуды кожи расширяются, кровенаполнение и температура кожи увеличиваются, что усиливает потери тепла. При низкой температуре, наоборот, кожные сосуды сужаются, из-за чего уменьшается теплоотдача.

Нужно заметить, что представления о механизмах приспособления человека к резким колебаниям температуры в последние годы несколько изменились. Если прежде все объяснения сводились к процессам терморегуляции, сегодня установлено, что поддержание температуры тела в нормальных пределах даже в экстремальных условиях возможно развить посредством грамотного и систематического закаливания.

Глава 2.

Физиология воздействия холода на организм человека

Не может быть никакого сомнения в том, что столь важный фактор окружающей среды, как температура, должен оказывать на организм человека сильное и многогранное воздействие. Всем известны терапевтические свойства тепла — такие тепловые процедуры, как горчичники, горячие ванны, компрессы и многое другое. Однако холод — это как бы обратная сторона тепла, и он также просто не может не обладать какими-то целебными свойствами. Действительно, как будет показано ниже, воздействие холода на человеческий организм велико и многогранно.

Итак, рассмотрим физиологические механизмы воздействия холода на организм человека.

В повседневной жизни нам, как правило, чаще приходится сталкиваться с совсем не благоприятным воздействием холода.

Ежегодно в осенне-зимний сезон тысячи людей страдают от последствий резкого понижения температуры: оно вызывает не только общее ослабление организма, но и, как следствие, способствует вспышкам инфекционных заболеваний (грипп, ОРВИ).

Нельзя забывать и о том, что обморожения, резкое переохлаждение — совсем не редкие и отнюдь не безопасные последствия воздействия холода на организм.

Возникает вопрос: почему же в таком случае холод способен оказывать и очень благотворное действие?

Ответ на него кроется в знании физиологии. Следует учитывать как минимум два важнейших момента:

— во-первых, на коже человека в десять раз больше рецепторов, которые реагируют на холод, чем тех, которые реагируют на тепло. Отсюда следует, что общая реакция организма на воздействие холода выражена много более ярко, нежели на воздействие тепла;

— второй момент — воздействие холода практически всегда напрямую связано с каким-либо носителем (это может быть как воздух, так и вода, или лед, или замороженные реагенты — как азот или углекислота). А из этого следует, что помимо собственно температурного фактора большое значение приобретает и механический компонент воздействия. Причем не стоит забывать, что данный компонент в дополнение к чисто механической (скажем, давление охлаждающего вещества) может иметь и химическую природу.

Это главное, но помимо сказанного выше на восприятие холода человеческим организмом могут влиять и другие условия — многие из них требуют внимания в том случае, когда холод предполагается использовать в терапевтических целях. В первую очередь, у отдельных людей имеется специфическая реакция на холод по типу аллергической — то есть они не переносят холод, и криотерапия в любом виде им противопоказана. Такая индивидуальная непереносимость может быть врожденной, но чаще она является приобретенной и развивается после резкого переохлаждения всего тела.

Кроме того, очень существенную роль играет разница между температурой поверхности кожи (тела) и температурой воздействующей охлаждающей среды. Организм реагирует на холод тем сильнее, чем больше выражена эта разница. Пример: холодная вода вызовет меньшую реакцию, чем пузырь со льдом, а воздействие жидкой углекислоты будет еще более сильным.

Имеет значение и площадь соприкосновения. Воздействие холода на большую площадь тела вызывает более интенсивную реакцию. Этим, кстати, объясняется тот факт, что обертывание в мокрую холодную простыню является одним из наиболее действенных способов сбить температуру при лихорадке.

После всего сказанного выше можно определить и самые основные эффекты воздействия холода на организм человека:

— снятие боли;

— уменьшение воспалительного отека;

— повышение капиллярного кровотока;

— снятие спазма.

С чисто физиологической точки зрения все эти эффекты связаны с тем, что холод, раздражая периферические кожные рецепторы, влияет через нервную систему на весь организм в целом.

Второй компонент — гуморальный: кровь охлаждается, изменяется количество биологически активных веществ в ней, что отражается как на органах, так и на тканях.

Под влиянием холода сначала происходит кратковременное сужение сосудов, сменяющееся их расширением и увеличением кровотока, что проявляется покраснением кожных покровов. При длительном воздействии холода нервное и гуморальное действия могут вызвать неблагоприятные последствия: расслабление тонуса сосудов ведет к замедлению тока крови и недостаточному кровоснабжению тканей.

При этом кожно-сосудистая реакция наблюдается не только в месте собственно охлаждения, но и в отдаленных участках тела. При местном применении холода сосудистая реакция обуславливает общее перераспределение крови в организме. Наконец, под влиянием холода усиливается деятельность расположенных в коже элементов иммунной системы (в данном случае на первый план выходит гуморальный компонент). Изменения в тканях сопровождаются и изменением скорости биохимических процессов. В нашем случае — общее понижение температуры тканей снижает проницаемость клеток и повышает их защитные свойства.

Этим также объясняется, что кратковременное воздействие холода повышает тонус мышц, увеличивает их силу и снимает усталость. В этом случае повышается и возбудимость нервных волокон.

Однако при более длительном воздействии пониженной температуры начинается уже обратный процесс: нервная реакция снижается, соответственно уменьшается чувствительность кожных рецепторов — все это оказывает болеутоляющее действие (например, при охлаждении места ушиба или травмы).

Изменение кровотока и распределения крови в тканях под воздействием холода влияет на работу всех систем организма, и в случае заболевания не может не сказаться на всем течении болезни. Примеры:

— при местном воздействии холода на область сердца отмечается снижение частоты сердечных сокращений;

— воздействие холодом на область живота повышает тонус гладкой мускулатуры кишечника, но снижает секреторную функцию желудка и печени;

— охлаждение грудной области замедляет дыхание, но оно становится более глубоким.

Теперь, когда мы ознакомились в общих чертах с физиологическим действием холода, настал черед указать его, пожалуй, основную роль в плане оздоровления, а именно — как основного фактора закаливания.

Глава 3.

Почему столь важно закаливание? Физиологическое обоснование. Механизмы, виды, значение

Немного истории

Еще в 1773 году С. Г. Зыбелин, ученик М. В. Ломоносова, выступил в Московском университете с докладом «Слово о вреде, проистекающем от содержания себя в теплоте излишней». А еще раньше академик А. П. Протасов представил Российской Академии наук два доклада: «О физическом воспитании детей» и «О необходимости движения для сохранения здоровья», в которых также рассматривал вопросы закаливания.

Суровые климатические условия многих регионов России исстари заставляли людей искать самобытные формы и методы закаливания. Например, у народов Севера было принято приучать к холоду уже в раннем детстве. Якуты трое и более суток по несколько раз в день натирали новорожденных снегом или обливали холодной водой. Остяки и тунгусы погружали младенцев в снег, обливали ледяной водой и закутывали затем в оленьи шкуры. В обычаи и многих народов России издавна входит использование естественных средств закаливания: длительные воздушные ванны, купание в холодной воде, русская баня, ходьба босиком, катание на санках, лыжах и коньках.

Неудивительно, что проблемам закаливания посвящено так много специальных работ русских ученых и врачей. Известные деятели медицины М. Я. Мудров и К. И. Грум указывали, что закаливание холодом является важным средством профилактики заболеваний. Они рекомендовали широко использовать купание в прохладной и холодной воде, холодные обтирания, душ, воздушные ванны. К. И. Грум составил правила для наружного употребления воды, он предложил примерный температурный режим для ванн и отмечал, что холодные ванны — это не только важное профилактическое, но и лечебное средство в борьбе с самыми разными заболеваниями.

На необходимость закаливания указывали видные деятели русской науки, медицины и просвещения — Н. И. Пирогов, В. М. Бехтерев, К. Д. Ушинский, Е. А. Покровский, П. Ф. Лесгафт, В. В. Гориневский, И. П. Павлов.

Таким образом, в основе многих современных представлений о физических воздействиях закаливающих процедур на организм лежат классические труды виднейших русских ученых.

Закаленный человек отличается тем, что в его организме при охлаждении уменьшаются процессы отдачи тепла во внешнюю среду, и наоборот, включаются механизмы его выработки, повышается общий обмен веществ. Все это вкупе обеспечивает нормальное течение физиологических и биохимических процессов в организме. При этом достигается высокая слаженность процессов теплопродукции и теплоотдачи, обеспечивающих адекватное приспособление к факторам внешней среды. В процессе закаливания совершенствуется координационная связь между отдельными функциональными системами организма, благодаря чему становится возможным его оптимальное приспособление к меняющимся условиям внешней среды.

В общих чертах закаливание есть система тренировки терморегуляторных процессов организма, включающая в себя процедуры, действие которых направлено на повышение устойчивости организма к переохлаждению или перегреванию. При действии этих факторов внешней среды в организме возникает сложный физиологический комплекс ответных реакций, в котором участвуют не отдельные органы, а определенным образом организованные и соподчиненные между собой функциональные системы, направленные на поддержание температуры тела на постоянном уровне. При изменении температуры окружающей среды в мозг поступают нервные импульсы, его центры активизируются, организм получает соответствующие команды. Информация после обработки в центральной нервной системе по нервным волокнам направляется к органам, мышцам, кровеносным сосудам, сердцу, легким, потовым железам, а уже происходящие в них за счет этого функциональные изменения обеспечивают те реакции, которые и делают возможным гибкое приспособление организма к меняющимся условиям внешней среды.

Такова общая схема; однако реакции на холод или тепло индивидуальны. И нельзя упускать из виду тот факт, что защитные силы организма, его адаптационные возможности поддаются тренировке — как, например, мышцы.

Функциональная система терморегуляции, как и любая функциональная система организма, в высшей степени пластична и обладает значительным запасом прочности. Если человек сознательно приучает свой организм к действию на него широкого по силе и интенсивности диапазона факторов внешней среды, это практически гарантированно защищает его от их вредного влияния, в которое, кстати, входит и внезапно наступающая, резкая перестройка регулирующих механизмов. Таким образом, хотя сами механизмы терморегуляции у всех людей идентичны, далеко не у всех они действуют одинаково эффективно и рационально. То есть, например, просто здорового, незакаленного человека наблюдается наличие температурного баланса, который при любых внешних воздействиях остается на постоянном уровне или меняется незначительно. Это достигается сбалансированным изменением в интенсивности процессов теплоотдачи и теплопродукции. Воздействие же экстремальных факторов (температур) вызывает в здоровом организме температурный стресс. То есть для незакаленного организма нарушение процессов терморегуляции ведет к превышению процессов теплоотдачи над процессами теплопродукции, что сопровождается прогрессивным понижением температуры тела — соответственно, активизируется жизнедеятельность так называемых условно патогенных микроорганизмов и, как следствие, возникает заболевание.

Но закаливание помогает миновать подобный стресс, переводя организм в состояние уравновешенности очень быстро. Тренировка с использованием методов закаливания совершенствуют работу аппарата терморегуляции и расширяет возможности приспособления организма к изменившимся температурным условиям.

Кроме того, немаловажно будет отметить, что, несмотря на неспецифический характер закаливания, возникающая на действие того или иного раздражителя быстрая и целесообразная ответная реакция носит специфический характер. При этом функциональные изменения приспособительного характера возникают только на раздражитель, который неоднократно действовал на организм в качестве закаливающего фактора.

Так, повторные воздействия холода вызывают функциональные сдвиги, проявляющиеся лишь при охлаждении организма, и не меняют его реакции на действие тепла. И наоборот, повышение устойчивости к перегреванию не обеспечивает таковой к холоду. Однако приспособление связано не с отдельно возникающими реакциями на тот или иной раздражитель, а предусматривает комплексные перестройки во всех функциональных системах организма, проявляющиеся в должной степени только в ответ на тот раздражитель, который действовал ранее неоднократно.

Таким образом, повышение устойчивости возможно не только к одному, но и к нескольким факторам внешней среды, но это происходит лишь в том случае, если имелось систематическое повторное воздействие именно данной комбинации раздражителей.

Составная часть здорового образа жизни — в единении с природой

Закаливание есть одно из важнейших слагаемых здорового образа жизни, и нет сомнения, что сегодня значение его все более возрастает. Это связано в первую очередь с тем, что все больше людей делают свой выбор в пользу здорового образа жизни: в наши дни уже миллионы людей эффективно используют различные закаливающие средства. Закаленный человек обладает высоким жизненным тонусом, не подвержен заболеваниям, в любых условиях способен сохранять спокойствие, бодрость духа, оптимизм. Поэтому весьма отрадным фактом можно считать, что в нашей стране теперь появляется все больше школ закаливания, а также и спортивно-оздоровительных клубов, где наряду с воздушными, водными и солнечными процедурами активно используются и многообразные средства физической культуры.

Слова «закаливание», «закалка» возникли в русской речи на основе аналогии, которая существует между превращением железа и стали из одного состояния в другоеи самими, которые ведут к укреплению организма и его выносливости. Приведем здесь также и научное определение, принадлежащее физиологу А. П. Парфенову: «...суммируя научные данные об использовании естественных факторов природы, можно определить закаливание человека как частный случай тренировки, направленной к совершенствованию способности организма выполнить работу, связанную с повышением стойкости своих тканей по отношению к действию вредных влияний».

В обиходном же, общем смысле слова под закаливанием можно понимать самые различные мероприятия, если они связаны с рациональным использованием естественных сил природы и проводятся для повышения сопротивляемости организма вредным влияниям различных негативных факторов внешней среды.

С другой стороны, в современном мире закаливание все более принимает вид комплексной системы мер по укреплению иммунитета и повышению устойчивости организма ко всем возможным негативным влияниям извне — начиная с действия погодно-климатических условий и закавнчивая усилением иммунитета как основного средства борьбы с любой инфекцией. Основных же средств закаливания насчитывается всего четыре: вода, воздух, солнце и физические упражнения, но при этом постепенность и систематичность являются двумя основополагающими условиями успешности любой системы закаливания.

Еще в 1899 году вышла книга известного русского физиолога, академика И. Р. Тарханова «О закаливании человеческого организма», где автор указывает: «К слову закаливание или закал в приложении к организму русская речь прибегает по аналогии с явлением, наблюдаемым на железе, стали при их закаливании, придающем им большую твердость или стойкость». Великий ученый Г. Н. Сперанский, который был, как известно, активным сторонником закаливания, также считал, что понятие закаливания в медицину пришло из техники, где под ним подразумевается превращение относительно мягкого металла в более твердый и прочный. В «Толковом словаре живого великорусского языка» В. Даля дается следующее определение: закаливать человека — это значит «приучать его ко всем лишениям, нуждам, непогоде, воспитывать в суровости». Наконец, современное определение закаливания в 3-м издании Большой медицинской энциклопедии гласит: «Закаливание организма — система процедур, способствующая повышению сопротивляемости организма неблагоприятным воздействиям внешней среды, выработке условно-рефлекторных реакций терморегуляции с целью ее совершенствования».

Однако любое совершенствование достигается лишь путем длительной и систематической тренировки. Закаливание есть своеобразная разновидность физической культуры, своего рода воспитание организма для обретения им способности быстро и правильно приспосабливаться к меняющимся внешним условиям. Закаливание готовит защитные силы организма к своевременной и быстрой мобилизации при первой же необходимости.

Тут важен еще тот момент, что при закаливании используются исключительно естественные факторы природы: воздух, вода, солнце. А мы знаем, что воздействие данных факторов не только необходимо для жизни, но и способствует видоизменению всех аспектов жизнедеятельности организма, вплоть до того, что при определенных условиях может стать и причиной нарушения различных его функций, то есть вызвать болезнь.

Отсюда ясно, что закаливание суть такой вид тренировки, который направленно развивает способность организма совершенствовать стойкость своих сред и тканей по отношению к вредным воздействиям, вплоть до того, чтобы нивелировать любые нежелательные последствия от воздействия факторов внешней среды. Любопытно в связи с этим заметить, что индийские йоги, например, считают закаливание средством естественного слияния организма человека с природой. Что вполне логично: ведь все факторы, которые применяются для закаливания организма (воздух, вода и солнце), являются природными.

При этом выбор закаливающих процедур может быть индивидуальным, так как зависит от целой суммы факторов, но все же наиболее эффективным является комплексное использование разнообразных закаливающих процедур, отражающих весь спектр естественных сил, которыми воздействует на человека природа.

Нужно особо отметить, что общий закаливающий эффект достигается не только применением специальных закаливающих процедур, но включает и оптимальный микроклимат помещения, в котором человек находится, а также свойства одежды, создающие микроклимат около тела. Существует такое понятие, как состояние температурного комфорта, при котором достигается оптимальный уровень функционирования всех систем человеческого организма.

Профилактическая роль закаливания

> **Занятие физическими упражнениями и закаливание — факторы повышения иммунитета, которым в последние годы приписывают важную роль в предупреждении преждевременного старения, атеросклероза и даже раковых заболеваний.**
>
> *И. В. Давыдовский*

Итак, применение закаливающих процедур направлено на совершенствование защитных приспособительных реакций, способных преодолеть неблагоприятные факторы воздействия как внешней, так и внутренней среды, с тем, чтобы организм мог быстро мобилизовать защитные резервы и тем самым противостоять любой угрозе для себя и своей целостности.

То есть, в конечном счете, закаливание не лечит, но предупреждает болезнь. И важность его профилактического значения поистине трудно переоценить. Ведь закаленный человек легко переносит не только жару и холод, но и любые резкие перемены со стороны внешней среды, которые либо сами по себе являются болезнетворными, либо снижают защитные силы его организма. Неудивительно, что такой человек гораздо менее восприимчив к самым различным заболеваниям, в числе которых столь широко распространенные, как грипп, ОРВИ, пневмония и многие другие, вплоть до онкологических патологий — такое мнение уже упоминалось выше, и сторонников у этого взгляда на вещи немало.

При этом закаливание приемлемо и полезно для человека не только вне всякой зависимости от степени его физического развития, но даже и от возраста — то есть практически для любого человека в принципе. Ведь закаливание не только повышает работоспособность организма, его выносливость и адаптивность; оно заключает в себе и культуру волевых усилий, то есть такую тренировку психики, которая помогает выстоять перед лицом самых тяжких испытаний. Это очень важный момент, и нельзя упускать из виду, что закаливание одновременно с выработкой устойчивости организма к воздействию факторов внешней среды формирует в человеке такое свойство, как воля, и такие черты характера, как настойчивость и целеустремленность. Благотворное влияние закаливающих процедур в психологическом плане можно рассматривать как нормализующее состояние всей эмоциональной сферы, что делает человека более уравновешенным и сдержанным, а с другой стороны — они дают бодрость, улучшают настроение. Таким образом, смысл закаливания много шире, нежели тренировка системы терморегуляции: практика закаливания организма может рассматриваться как обширная система мер физиологического и психологического характера, направленная на повышение устойчивости человека в любых неблагоприятных для него условиях за счет значительного расширения скрытых резервов организма.

В заключение нужно отметить такой момент, как ускорение процесса адаптации человека к новым климатическим условиям. Выше говорилось об адаптивных способностях, и этот факт подтвержден научно: по данным медицинской статистики, занятия в секции зимнего плавания в Магадане в течение пяти лет и более, помимо общего закаливающего эффекта, выраженного снижением заболеваемости в контрольной группе, ускоряют процесс адаптации к условиям Севера. По сути, в организме приезжего человека благодаря комплексу закаливающих мероприятий формируются приспособительные реакции, которые по форме и направленности приближаются к таковым у коренного населения.

Неотъемлемая часть закаливания. Значение оздоровительной физической культуры

> Двигательная активность принадлежит к числу основных факторов, определяющих уровень обменных процессов организма и состояние его костной, мышечной и сердечно-сосудистой систем.
>
> *Академик В. В. Парин*

Здоровый образ жизни и закаливание организма неразрывно связаны с повышенной физической активностью, усилением функций опорно-двигательного аппарата, активизацией обмена веществ. Наука говорит о взаимосвязи деятельности двигательного аппарата, скелетных мышц и вегетативных органов. В результате недостаточной двигательной активности в организме человека нарушаются нервно-рефлекторные связи, заложенные природой, что приводит к расстройству регуляции деятельности сердечно-сосудистой и других систем, нарушению обмена веществ, общему ослаблению организма, а далее — и к развитию заболеваний. Для нормального функционирования человеческого организма и сохранения здоровья просто необходима определенная «доза» двигательной активности.

Резкое ограничение двигательной активности в последние десятилетия привело к снижению функциональных возможностей людей среднего возраста. Считается, что у большей части современного населения экономически развитых стран имеется реальная опасность возникновения гипокинезии. Этот синдром представляет собой комплекс функциональных и органических изменений и болезненных симптомов, развивающихся в результате рассогласования деятельности отдельных систем и организма в целом с внешней средой. В основе появления этого состояния лежат нарушения энергетического и пластического обменов (прежде всего в мышечной системе). Механизм защитного действия интенсивных физических упражнений заложен в генетическом коде человеческого организма. Скелетные мышцы, в среднем составляющие 40% массы тела (у мужчин), генетически запрограммированы природой на физическую работу. Мышцы человека являются мощным генератором энергии. Они посылают сильный поток нервных импульсов для поддержания оптимального тонуса ЦНС, облегчают движение венозной крови по сосудам к сердцу, создают необходимое напряжение для нормального функционирования двигательного аппарата.

Энергетический потенциал организма и функциональное состояние всех органов и систем зависит от характера деятельности скелетных мышц. Чем интенсивнее двигательная деятельность в границах оптимальной зоны, тем полнее реализуется энергетический потенциал, функциональные ресурсы организма и продолжительность жизни.

Помимо выраженного увеличения резервных возможностей организма под влиянием оздоровительной тренировки чрезвычайно важен также ее профилактический эффект, связанный с опосредованным влиянием на факторы риска сердечно-сосудистых заболеваний. С ростом тренированности наблюдается отчетливое снижение всех основных факторов риска: содержания холестерина в крови, артериального давления и массы тела.

Кроме того, физическая культура является основным средством, задерживающим возрастное ухудшение физических качеств и снижение адаптационных способностей организма в целом и сердечно-сосудистой системы в частности, неизбежных в процессе старения. Адекватная физическая тренировка, занятия оздоровительной физической культурой способны в значительной степени приостановить возрастные изменения различных функций. В любом возрасте с помощью тренировки можно повысить свои возможности и уровень выносливости, жизнеспособности организма.

Все это говорит о том, что положительное влияние занятий оздоровительной физической культурой на организм человека неоценимо; таким образом, эти занятия должны рассматриваться как неотъемлемая составная часть грамотного закаливания.

С чего начать? Общедоступные виды физической активности

Ежедневные занятия утренней гимнастикой — самый лучший способ подготовить организм к более серьезным нагрузкам, в том числе и закаливающим процедурам. Не говоря уже о том, что это гарантированный заряд бодрости и хорошего настроения на целый день!

Ниже приводится примерный комплекс упражнений ежедневной утренней гимнастики.

Исходное положение — лежа на спине.

— Руки в стороны — вдох; при возращении в исходное положение — выдох (упражнение повторяется 4–5 раз).

— Сжать и разжать пальцы в кулак с одновременным тыльным и подошвенным сгибанием стоп (повторить 10–12 раз).

— Попеременно сгибать ноги в коленных суставах, скользя стопой по плоской поверхности (по 10–12 раз для каждой ноги).

— Диафрагмальное дыхание: в течение 3–5 минут.

— Медленно поднять правую (левую) прямую ногу, согнуть стопу до угла 90°, вернуться в исходное положение. Затем повторить упражнение другой ногой (по 5–8 раз для каждой ноги).

— Последовательно расслабить насколько возможно мышцы в следующей последовательности: мышцы голени — бедра — туловища (2–3 минуты).

— Кисти рук привести к плечам, локти соединить перед грудью. Развести локти в стороны (вдох) — соединить перед грудью (выдох). Повторить 8–10 раз.

— Руки вытянуты вперед, ладони внутрь. Вытянуть правую руку как можно больше вперед. Затсм то же самое выполнить левой рукой. (При данном движении рекомендуется слегка приподнимать плечо от коврика.) Выполняется 6–8 раз каждой рукой.

— Имитация езды на велосипеде. (Следить за движениями суставов!) 3–5 минут.

— Попеременно прижать к коврику голову, лопатки, поясницу, таз, бедра, голени (с последующим расслаблением мышц). Каждый раз выдерживать напряжение в течение 5–7 секунд. 2–4 минуты в общей сложности.

Исходное положение — лежа на боку.

— Правая рука под головой, левая на коврике перед грудью в упоре. Согнуть в тазобедренном суставе прямую левую ногу, медленно разогнуть (повторить 6–8 раз).

— Отвести в сторону прямую левую ногу и удерживать в таком положении в течение 5–7 секунд. Затем вернуться в исходное положение (повторить 5–6 раз для каждой ноги).

— Пауза для отдыха (1–2 минуты).

— Правая рука под головой, левая вытянута вдоль туловища, ноги согнуты в коленях — вдох. Выпрямляя ноги, одновременно поднять левую руку вверх и потянуться — выдох (5–6 раз, чередуя руки).

— Правая рука под головой, левая вдоль туловища, ноги выпрямлены — вдох. Согнуть ноги, максимально приблизив их к животу, — выдох (повторить 6–8 раз).

Исходное положение — лежа на животе.

— Имитация плавания стилем «брасс». Медленно развести руки в стороны — вдох; при возвращении в исходное положение — выдох.

— Руки под головой, упор на пальцы стоп. Выпрямить колени, вернуться в исходное положение (повторить 10–12 раз).

— Руки вверх, ноги вместе. Потянуться поочередно правой и левой рукой вверх (по 6–10 раз для каждой руки).

— Расслабление мышц (1–2 минуты).

Начните с утренней гимнастики — и вы сразу же узнаете о себе, о своем организме больше. Ведь основные принципы физической подготовки едины — это развитие выносливости, силы и гибкости. Придерживаясь их, вы сразу же определите, какая интенсивность мышечной нагрузки наиболее предпочтительна для вас, при этом сам организм подскажет вам наиболее приемлемый для него тип и характер физической нагрузки.

К наиболее популярным в наше время видам физической активности относятся ***ходьба, бег, езда на велосипеде, плавание.***

Это связано как с прекрасным эффектом, который они дают, так и, без сомнения, с их широкой доступностью. Немаловажно и то, что они не требуют значительных материальных затрат. Пара удобных кроссовок да тренировочный костюм (либо тапочки и купальник) — вот и вся необходимая экипировка для таких занятий. Плавать можно в любом подходящем для этого водоеме или бассейне спортивного клуба — годовой абонемент обойдется вам совсем недорого.

Ходьба относится к таким видам физической активности, которые развивают выносливость, позволяют тренировать сердечно-сосудистую и дыхательную системы. В этом смысле она не менее эффективна, чем плавание или велоспорт. Занятия оздоровительной ходьбой рекомендуются практически всем.

Медленная ходьба в прогулочном темпе не будет особенно серьезным испытанием для сердца, легких и мышц, однако если вы забросили занятия физкультурой еще в школе, то даже первые шаги могут стать для вас непростым испытанием. Поэтому начните с медленного темпа — скорости не более 4 км/ч. Если на следующий день не почувствуете себя полностью разбитым, темп можно наращивать, но постепенно.

Обувь для ходьбы должна быть с жестким задником и эластичной подошвой. Постарайтесь усвоить правильную технику ходьбы:

— держите голову прямо;

— шагайте ритмично и плавно;

— ставьте ногу прямо, при этом первой касается земли пятка;

— вес тела распределяется равномерно по всей стопе.

Оздоровительный бег — один из наиболее популярных и доступных видов физической активности для тех, кто бегает не ради наград и рекордов, а во имя собственного здоровья. Бег представляет собой практически идеально сбалансированный комплекс упражнений для всех мышечных групп. Бегая по утрам или вечерам, вы укрепляете сердечно-сосудистую и дыхательную системы, причем делаете это значительно быстрее, чем если бы вы занимались любым другим видом спорта. В этом плане с бегом может сравниться только гребля.

Для занятий бегом вам совершенно необязательно иметь стадион поблизости от дома — можно тренироваться и на обычной городской улице, и на проселочной дороге. А со временем вы обнаружите, что ненастный или холодный день — совсем не препятствие для тренировки. Помимо прочего, в такую погоду улицы города обычно пустеют; кроме того, вам не грозит тепловой удар. Не обязательно и заниматься бегом в одиночку, вполне можно условиться о совместных тренировках с такими же, как и вы, энтузиастами оздоровительных упражнений.

Езда на велосипеде — это не только прекрасный вид отдыха, но и идеальное упражнение для тренировки сердечно-сосудистой системы. И не только ее одной: занятия велоспортом способствуют также укреплению опорно-двигательного аппарата и нормализуют многие биохимические процессы, протекающие в организме. По понятной причине занятия велоспортом настойчиво рекомендуется начинать с изучения правил дорожного движения. Строго придерживаясь их, вы сделаете свои упражнения не только полезными, но и безопасными. Затем следует выбор самого велосипеда — ведь существуют как мужские, так и женские модели. Из специальной экипировки вам понадобятся облегающее трико или шорты, но главное — особая обувь. Ни в коем случае не используйте обыкновенные кроссовки с эластичной подошвой.

Занимаясь ездой на велосипеде, вы не перегружаете мышцы, как это происходит при интенсивном беге. Тем не менее в первые дни занятий новичкам рекомендуется проезжать отрезки не более километра (при этом оптимальным темпом считается примерно 60 вращений педалей в минуту).

Особо нужно сказать о *плавании*. Это одновременно прекрасная закаливающая процедура, так как вода входит в число мощных природных закаливающих факторов, и один из наилучших методов дать мышцам всего тела столь необходимую для поддержания здоровья нагрузку.

В самом деле, при этом виде активности участвуют все мышечные группы, но вследствие горизонтального положения тела и специфики водной среды нагрузка на систему кровообращения при плавании меньше, чем, например, при беге; несколько меньше и расход энергии. Для достижения необходимого оздоровительного эффекта занятий плаванием необходимо овладение правильной техникой. В результате затрудненного вдоха и выдоха в воде (давление воды на грудную клетку) плавание способствует развитию аппарата внешнего дыхания и увеличению жизненной емкости легких. Бронхиальная проходимость, максимальная скорость вдоха и выдоха при занятиях плаванием также больше, чем при занятиях другими видами спорта или гимнастики.

Специфика условий занятий плаванием (повышенная влажность) благоприятны для людей с бронхиальной астмой; а практическое отсутствие нагрузки на суставы и позвоночник позволяет успешно использовать этот вид гимнастики при заболеваниях позвоночника.

Энергетика мышечной деятельности при плавании отличается рядом особенностей. Уже само пребывание в воде (без выполнения каких-либо движений) вызывает увеличение расхода энергии на 50% (по сравнению с уровнем покоя), поддержание тела в воде требует увеличения расхода энергии уже в 2–3 раза, так как теплопроводность воды в 25 раз больше, чем воздуха. Вследствие высокого сопротивления воды в плавании расходуется в 4 раза больше энергии, чем при ходьбе с аналогичной скоростью.

В связи с этим плавание может стать прекрасным средством не только оздоровления, но и нормализации массы тела (при условии регулярности нагрузки — не менее 30 минут 3 раза в неделю). При овладении техникой плавания, достаточно интенсивной и продолжительной нагрузке плавание может эффективно использоваться для повышения функционального состояния системы кровообращения и снижения факторов риска ишемической болезни сердца (о значении плавания как средства терапии ИБС см. отдельно в заключительном разделе данной книги).

Таким образом, мы видим, что плавание особенно ценно тем, что является не только оздоровляющим, но и зачастую лечебным родом физической активности. Плавание относится к тем видам спорта, заниматься которыми можно на протяжении всей жизни. Оздоровительное плавание — идеальная форма физической активности практически для всех.

И последнее. Знание особенностей влияния на организм различных видов упражнений позволяет правильно выбрать оздоровительные программы в зависимости от состояния здоровья, возраста и уровня физической подготовленности человека. Однако во всех случаях желательно периодически временно переключаться с одного вида упражнений на другой или же использовать различные их сочетания. Кроме того, нельзя забывать, что максимальный эффект могут обеспечить лишь круглогодичные занятия оздоровительной физкультурой.

Глава 4.

Общие правила закаливания

Закаливание, укрепление здоровья человека совершенствуют не только его компенсаторные способности, но и физическую и умственную работоспособность. Не случайно многие крупнейшие ученые, деятели науки и искусства, писатели, художники регулярно и активно занимались закаливанием организма.

Закаливание можно начинать в любое время года. Однако необходимо помнить, что использование закаливающих процедур с целью укрепления здоровья только в том случае будет благотворно влиять на организм, если естественные факторы природы используются правильно, если соблюдаются основные принципы закаливания, установленные многолетней практикой и подкрепленные научными исследованиями.

Приступая к закаливанию, следует придерживаться следующих основных принципов:

— систематичность;

— постепенность;

— последовательность;

— комплексность использования закаливающих процедур;

— учет индивидуальных особенностей человека и состояния его здоровья.

Рассмотрим каждый из названных моментов несколько подробнее.

Систематичность

Закаливание организма должно проводиться систематически изо дня в день и в течение всего года и без длительных перерывов. Лучше всего, если процедурам будет отведено четкое место в общем режиме и распорядке дня. В этом случае организм вырабатывает более выраженную реакцию на применяемый раздражитель. По данным множества исследований, изменения реакции организма на холодовое воздействие развиваются в результате повторного охлаждения, сохраняются и закрепляются лишь при строгом режиме повторения охлаждений. Если закаленный человек прекращает систематическое охлаждение организма, то возникшие в процессе закаливания функциональные и морфологические изменения постепенно сходят на нет. Перерывы в закаливании снижают приобретенную организмом устойчивость к температурным воздействиям — в этом случае не происходит быстрой адаптационной реакции. Так, проведение закаливающих процедур в течение двух-трех месяцев, а затем их прекращение приводит к тому, что наработанный эффект исчезает уже через три-четыре недели (у детей еще быстрее — через пять-семь дней!). Нужно отметить особо, что даже постоянное и регулярное закаливание на протяжении двух-трех лет вовсе не служит гарантией отменного здоровья в течение всей дальнейшей жизни. Это установленный факт: прекращение закаливания неизбежно влечет за собой через тот или иной промежуток времени снижение ранее достигнутой резистентности организма к холоду, а далее и к негативным факторам воздействия со стороны внешней среды. Закаливающие процедуры должны быть спутником человека на протяжении всей его жизни. Они попросту должны стать неотъемлемой составной частью ежедневного распорядка, превратиться в потребность — такую же, как, скажем, прием пищи или сон. В совершенно идеальном варианте закалка должна проводиться ежедневно не просто без принуждения, но доставлять человеку истинную радость и удовлетворение — именно в этом случае можно с уверенностью говорить о той неизмеримой пользе, которую она принесет, о максимальном желательном эффекте.

Постепенность

Речь идет о рациональном и постепенном увеличении силы того или иного закаливающего фактора или воздействия. Закаливание принесет оптимальный положительный результат лишь в том случае, если сила и длительность воздействия закаливающих процедур будут наращиваться постепенно. Данный принцип определяется самой биологической сущностью закаливания, о чем шла речь несколько выше, а именно — постепенном приспособлении организма к различным температурным режимам, его адаптации к нарастающему по силе действию закаливающего фактора.

Не следует начинать закаливание сразу же с обтирания ледяной водой или снегом либо купания в проруби в подражание «моржам». Такое «закаливание» может принести только вред здоровью, причем зачастую непоправимый. Особенно это важно учитывать при закаливании детей и пожилых, а также людей, страдающих хроническими заболеваниями (сердца, легких, желудочно-кишечного тракта и др.). Длительное переохлаждение тела, внезапные и слишком резкие переходы от тепла к холоду, злоупотребление солнечными ваннами отрицательно сказываются на состоянии организма в том случае, когда он не подготовлен к таким воздействиям либо они непосильны для него в силу объективных индивидуальных причин.

Переход от менее сильных воздействий к более сильным непременно должен осуществляться постепенно, с учетом состояния организма в целом и индивидуального характера ответных реакций на применяемое воздействие. В начале применения закаливающих процедур, как правило, возникает определенная ответная реакция, наиболее выраженная со стороны сердечно-сосудистой, дыхательной и центральной нервной систем. Далее, по мере неоднократного повторения закаливающей процедуры, реакции на нее со стороны этих систем, а значит, и организма в целом постепенно ослабевают, и повторные использования той же силы воздействия закаливающего эффекта уже не оказывают. Именно в данный момент и нужно изменить силу и длительность воздействия закаливающих процедур на организм, но опять-таки не слишком резко, а с постепенным наращиванием.

Последовательность проведения закаливающих процедур

Выбор схемы применения закаливающих процедур с использованием любого фактора закаливания — воздуха, воды или солнечной энергии — непременно должен в первую очередь определяться индивидуальными особенностями конкретного человека и состоянием его здоровья. В целом, при проведении закаливания оптимальным является следование известному в медицине правилу: слабые раздражители способствуют лучшему отправлению функций, сильные этому мешают, чрезмерные же вовсе сводят на нет нормальное функционирование систем организма.

Указанный принцип последовательности в проведении закаливания не менее важен, чем предыдущий, то есть постепенность изменения силы воздействия раздражающего фактора. Необходима предварительная тренировка организма более щадящими процедурами, что можно рассмотреть на примере водных процедур: сначала — обтирания, ножные ванны, далее — обливание и душ; сначала — вода теплая, затем — комнатной температуры, и уж потом — холодная. Но и в последующем при снижении температуры воды следует придерживаться принципа постепенности.

Учет индивидуальных особенностей и объективного состояния здоровья человека

При любом виде закаливания необходим постоянный контроль за состоянием здоровья организма: как минимум грамотный самоконтроль, но чаще и контроль квалифицированный, врачебный. Последний особенно важен при закаливании детей, а также тех, кто страдает хроническими заболеваниями сердечно-сосудистой и дыхательной систем. Это связано с тем, что закаливающие процедуры, особенно в начале закаливания, оказывают сильно выраженное воздействие на организм. Поэтому прежде чем приступать к приему закаливающих процедур, разумно будет получить консультацию своего лечащего врача. Профессионально оценивая общее состояние организма, возраст и индивидуальные особенности, врач поможет правильно подобрать наилучший вид закаливания и посоветует, как составить такой график закаливания, который не принес бы организму нежелательных последствий или прямого вреда.

Врачебный контроль желательно периодически осуществлять и уже в ходе закаливания: это позволит лучше выявить эффективность закаливающих процедур либо обнаружить их нежелательные эффекты, с тем, чтобы оптимально планировать характер закаливания в дальнейшем.

Важным фактором оценки эффективности закаливания является самоконтроль. Он, разумеется, не может заменить квалифицированного врачебного наблюдения, но служит ценным дополнением к нему. Суть в том, что при проведении постоянного самоконтроля закаляющийся человек сознательно и планомерно следит за своим самочувствием, на основании чего может самостоятельно менять дозировку и режим закаливающих процедур. Самоконтроль проводится с учетом не только общего самочувствия, но и определенных показателей, достоверно отражающих функциональное состояние организма. В первую очередь к ним относятся такие, как масса тела, пульс, аппетит и сон.

Однако вопрос о самоконтроле слишком важен, чтобы ограничиться здесь одним лишь упоминанием о нем. Данному вопросу чуть далее будет посвящен отдельный раздел, с приведением всех данных, необходимых для адекватной самодиагностики в процессе закаливания.

Глава 5.

О необходимости постоянного контроля

Как уже указывалось выше, контроль при закаливании необходим. Он должен быть столь же систематическим, сколь и применение самих закаливающих процедур. Напомним, что регулярные занятия физическими упражнениями и спортом также немыслимы без постоянного контроля за состоянием здоровья. Диагностика может проводиться врачом или самостоятельно, однако прежде чем начать самостоятельные занятия закаливанием, практически всем без исключения рекомендуется получить рекомендации по их режиму и интенсивности у своего участкового (лечащего) врача либо в специализированном врачебно-физкультурном комплексе. Даже вполне здоровому человеку будет легче подобрать для себя наиболее полезный способ закаливания и его график, используя советы врачей или специалистов по физической культуре. Безусловно, теперь доступна масса популярной методической литературы по данным вопросам, но со здоровьем лучше не шутить. Уже достаточно много сказано было о том, что закаляться следует регулярно, стараясь не пропускать ни одного дня, и при этом совершенно необходимо следить за своим самочувствием, систематически отмечая все изменения, происходящие в организме в связи с использованием закаливающих процедур. Это и называется диагностикой (либо самодиагностикой). При ее проведении, как правило, фиксируются наиболее объективные показатели состояния организма: частота сердечных сокращений, артериальное давление, дыхание, вес, а при врачебном контроле — также и антропометрические данные. Первичная же диагностика необходима для оценки общего состояния здоровья, определения тренированности, выбора таких методов закаливания, которые не дадут отрицательных последствий.

Оценка реакции сердечно-сосудистой системы проводится по измерению частоты сердечных сокращений — пульса, которая в покое у взрослого мужчины равна 70–75 ударов в минуту, у женщины — 75–80. В состоянии покоя частота сердечных сокращений зависит от возраста, пола, позы (вертикальное или горизонтальное положение тела), совершаемой деятельности. С возрастом она уменьшается. У физически тренированных людей частота пульса может быть значительно реже — 60 и менее ударов в минуту, что говорит об экономичной работе сердца. Нормальный пульс находящегося в покое здорового человека ритмичен, без перебоев, хорошего наполнения и напряжения. Ритмичным пульс считается, если количество ударов за 10 секунд не будет отличаться более чем на один удар от предыдущего подсчета за тот же период времени. Выраженные колебания числа сердечных сокращений указывают на аритмичность.

Пульс можно подсчитывать на лучевой, височной, сонной артериях, в области сердца.

Любая нагрузка, даже небольшая, вызывает учащение пульса. Научными исследованиями установлена прямая зависимость между частотой пульса и величиной физической нагрузки. При одинаковой частоте сердечных сокращений потребление кислорода у мужчин выше, чем у женщин, у физически подготовленных людей также выше, чем у лиц с малой физической подвижностью.

После физических нагрузок пульс здорового человека приходит в исходное состояние через 5–10 минут, замедленное восстановление пульса говорит о чрезмерности нагрузки.

При физической нагрузке усиленная работа сердца направлена на обеспечение работающих частей тела кислородом и питательными веществами. Под влиянием нагрузок объем сердца увеличивается. Так, объем сердца нетренированного человека составляет 600–900 мл, а у спортсменов он достигает 900–1400 мл; однако после прекращения тренировок объем сердца постепенно уменьшается.

Самоконтроль

Каждому человеку, который решил заняться закаливанием, необходимо знать основные методы самоконтроля, его показатели, критерии и оценки, так как при регулярных занятиях важно следить за своим самочувствием и общим состоянием здоровья постоянно, а врачебный контроль в таком режиме осуществлять затруднительно.

Все показатели самоконтроля можно разделить условно на две группы: субъективные и объективные. К субъективным показателям относятся:

— самочувствие;

— сон;

— аппетит;

— умственная и физическая работоспособность;

— положительные и отрицательные эмоции.

Самочувствие после закаливающих процедур должно быть бодрым, настроение хорошим, занимающийся не должен чувствовать головной боли, разбитости и ощущения переутомления. При наличии сильного дискомфорта следует прекратить занятия и обратиться за консультацией к специалистам. Важно помнить, что применяемые нагрузки должны соответствовать физической подготовленности и возрасту человека.

Сон при систематическом и грамотном закаливании, как правило, хороший, с быстрым засыпанием и бодрым самочувствием после сна.

Аппетит после правильно подобранной нагрузки также должен быть хорошим. Есть сразу после процедуры не рекомендуется, лучше подождать 30–60 минут. Для утоления жажды следует выпить стакан минеральной воды или чая.

При ухудшении самочувствия, сна, аппетита необходимо снизить нагрузки, а при повторных нарушениях — обратиться к врачу.

Наиболее удобной формой самоконтроля можно считать ведение специального дневника.

Дневник самоконтроля служит для учета самостоятельного выполнения закаливающих процедур, а также для регистрации изменений, показателей, проб и контроля выполнения недельного режима занятий. Регулярное ведение дневника дает возможность определить эффективность процедур, а также оптимально спланировать величину и интенсивность нагрузок. В дневнике следует отмечать случаи нарушения режима и то, как они отражаются на занятиях и общей работоспособности.

К *объективным* показателям самоконтроля относятся наблюдения за:

— частотой сердечных сокращений;
— артериальным давлением;
— дыханием;
— жизненной емкостью легких;
— весом;
— достигнутыми результатами.

Общепризнанно, что достоверным показателем тренированности является *пульс*. Оценку реакции пульса на ту или иную нагрузку можно провести методом сопоставления данных частоты сердечных сокращений в покое (до нагрузки) и после нагрузки, т. е. определить процент учащения пульса. Частоту пульса в покое принимают за 100%, разницу в частоте до и после нагрузки — за X. Например, пульс до начала нагрузки был равен 12 ударам за 10 секунд, а после — 20 ударам. После нехитрых вычислений видно, что пульс участился на 67%.

Но не только пульсу следует уделять внимание. Желательно, если есть возможность, измерять также артериальное давление до и после процедуры. Как правило, в самом начале нагрузки максимальное давление повышается, потом стабилизируется на определенном уровне. После окончания нагрузки в первые 10–15 минут снижается ниже исходного уровня, а потом приходит в начальное состояние. Минимальное же давление при легкой или умеренной нагрузке не изменяется, а при значительной — немного повышается.

Известно, что величины пульса и минимального артериального давления в норме численно совпадают. Этот индекс принято рассчитывать по формуле Кердо:

индекс Кердо = Д/П,

где Д — минимальное давление, П — пульс.

У здоровых людей этот индекс близок к единице. При нарушении нервной регуляции сердечно-сосудистой системы он становится больше или меньше единицы.

Не менее важно и произвести оценку функций органов дыхания. Нужно помнить, что при физической нагрузке резко возрастает потребление кислорода работающими мышцами и мозгом, в связи с чем возрастает функция органов дыхания. По частоте дыхания можно судить о величине физической нагрузки. В норме частота дыхания взрослого человека составляет 16–18 раз в минуту. Важным показателем функции дыхания является жизненная емкость легких — объем воздуха, полученный при максимальном выдохе, сделанном после максимального вдоха. Его величина, измеряемая в литрах, зависит от пола, возраста, размера тела и физической подготовленности. В среднем у мужчин он составляет 3,5–5 литров, у женщин — 2,5–4 литра.

Врачебный контроль

Основная цель врачебных обследований — определение и оценка состояния здоровья, физического развития (у детей), подготовленности обследуемых. Полученные данные позволяют рекомендовать те или иные виды упражнений, характер воздействия, величину нагрузки и конкретный комплекс вкупе с графиком его применения в строгом соответствии с состоянием организма человека на данный момент.

Современная медицина располагает множеством средств для этого: функциональные пробы, критерии оценки, тесты — с их помощью и производится диагностика состояния организма при тех или иных видах нагрузки при закаливании. Ниже приводится краткий обзор основных методик использования способов, стандартов, антропометрических индексов, упражнений-тестов для оценки физического состояния организма и физической подготовленности человека к различным видам нагрузки.

О состоянии нормальной функции *сердечно-сосудистой* системы чаще судят по коэффициенту экономизации кровообращения, который отражает выброс крови за 1 минуту. Он вычисляется по формуле:

(АД макс. — АД мин.) • П,

где АД — артериальное давление,
П — частота пульса.

У здорового человека значение данного показателя приближается к 2600. Увеличение же коэффициента указывает на затруднения в работе сердечно-сосудистой системы.

Имеются две основные пробы для определения состояния органов дыхания: ортостатическая и клипостатическая. Ортостатическая проба проводится так. Обследуемый человек лежит на кушетке в течение 5 минут, затем подсчитывает частоту сердечных сокращений. В норме при переходе из положения лежа в положение стоя отмечается учащение пульса на 10–12 ударов в минуту. Считается, что учащение его до 18 ударов в минуту — удовлетворительная реакция, более 20 — неудовлетворительная. Такое увеличение пульса указывает на недостаточную нервную регуляцию сердечно-сосудистой системы.

Другой метод контроля — так называемая проба Штанге (по имени русского медика, представившего этот способ в 1913 году). Сделать вдох, затем глубокий выдох, снова вдох, задержать дыхание, по секундомеру фиксируя время задержки дыхания. По мере увеличения тренированности время задержки дыхания увеличивается. Используется в основном для определения тренированности, когда в закаливающий комплекс входят активные физические упражнения (бег, плавание, ходьба на лыжах). Хорошо тренированные люди могут задержать дыхание на 60–120 секунд.

Еще при занятиях важно следить за *весом* тела. Это так же необходимо, как следить за пульсом или артериальным давлением. Показатели веса тела являются одним из важных признаков состояния организма. Для определения нормального веса тела используются различные способы, так называемые весовые индексы. На практике широко применяется индекс Брока. Нормальный вес тела для людей ростом 155–165 см равен длине тела в сантиметрах, из которой вычитают цифру 100; при 165–175 — вычитают 105; а при росте более 175 см — больше 110.

Можно также пользоваться индексом Кетля: вес тела в граммах делят на рост в сантиметрах. Норма: когда на 1 см роста приходится 350–400 единиц у мужчин, 325–375 — у женщин. Изменение веса до 10% регулируется физическими упражнениями, ограничениям в потреблении углеводов. При избытке веса свыше 10% следует создать строгий рацион питания в дополнение к физическим нагрузкам.

При нормальном состоянии здоровья человека все его органы и системы функционируют наиболее правильно, в соответствии с условиями жизни. Деятельность всех органов взаимосвязана, согласована и представляет единый сложный процесс. Весь организм в целом целесообразно и эффективно приспосабливается к изменению условий, усилению режима деятельности и отличается высоким уровнем дееспособности, в том числе и физической работоспособности. Это и характеризует состояние здоровья как оптимальный уровень жизнедеятельности организма и приспособляемости к изменениям среды и нагрузки, а также устойчивости к различным воздействиям.

Определяя при первичном обследовании состояние здоровья, физического развития и подготовленности человека до начала занятий, врач может определить, какие нагрузки и методы допустимы в каждом конкретном случае.

При повторных обследованиях отслеживаются изменения здоровья, физического развития и подготовленности — иными словами, эффективность проведения закаливающих процедур либо комплекса таковых. Дополнительные обследования помогают проверить ход развития приспособительных механизмов, уровня тренированности и т. д. В результате обследований можно сделать общее заключение не только о состоянии здоровья человека, но и о рекомендуемых уровнях нагрузки в дальнейшем.

Польза от любых закаливающих процедур не подлежит сомнению, улучшая здоровье, работоспособность и повышая общий эмоциональный тонус. Но нельзя забывать о том, что самостоятельные занятия закаливанием должны проводиться при непременном и постоянном врачебном контроле и, что не менее важно, самоконтроле.

Часть вторая

Виды и методы закаливания взрослых и детей

Глава 1.

Закаливание воздухом

Воздух — наиболее универсальное средство закаливания, именно с воздушных ванн рекомендуется начать систематическое закаливание организма.

При этом воздушные процедуры — самая легкая форма закаливания; зато они действуют на организм с момента рождения человека и практически всю жизнь. Свежий воздух — основа закаливания. Он стимулирует обмен веществ, повышает настроение и иммунитет, улучшает сон и аппетит.

Важной и исключительной особенностью воздушных процедур как закаливающего средства является то, что они доступны людям различного возраста и могут широко применяться не только здоровыми людьми, но и страдающими некоторыми заболеваниями. Более того, при ряде заболеваний (неврастения, гипертоническая болезнь, стенокардия) эти процедуры назначаются как лечебное средство.

Закаливающее действие воздуха на организм способствует повышению тонуса нервной и эндокринной систем. Под влиянием воздушных ванн улучшаются процессы пищеварения, совершенствуется деятельность сердечно-сосудистой и дыхательной систем, изменяется морфологический состав крови (в нем повышаются количество эритроцитов и уровень гемоглобина). Пребывание на свежем воздухе улучшает общее самочувствие человека, оказывая влияние на его эмоциональное состояние, вызывает чувство бодрости, свежести.

Закаливающий эффект воздуха на организм является результатом комплексного воздействия ряда физических факторов: температуры, влажности, направления и скорости движения. Кроме того, особенно на берегу моря, на человека оказывает влияние и химический состав воздуха, который насыщен солями, содержащимися в морской воде.

Японские врачи утверждают, что чем больше человек ходит раздетым, тем он дольше проживет. Более того, полагают, что это препятствует развитию неврозов, климакса и даже рака. Поэтому надо одеваться с учетом принципов закаливания. Наиболее полезно принимать воздушные ванны раздетым.

Данный вид закаливания надо начинать с выработки привычки к свежему воздуху. Большое значение для укрепления здоровья имеют прогулки.

Прогулки на воздухе проводятся в любое время года независимо от погоды. Длительность прогулок устанавливается индивидуально для каждого человека в зависимости от состояния его здоровья и возраста. Увеличение времени прогулок должно проводиться постепенно с учетом как перечисленных факторов, так и степени тренированности организма, а также температуры воздуха. Пребывание на воздухе целесообразно сочетать с активными движениями: зимой — катанием на коньках, лыжах, а летом — игрой в мяч и другими подвижными играми.

Свежий воздух должен быть во время утренней гимнастики, других физкультурных упражнений, во время сна. Для этого нужно проветривать помещение 4–5 раз в день по 10–15 минут через фрамугу. По крайней мере раз в день проводите сквозное проветривание квартиры. Маленьких детей на это время выведите в другую комнату.

Наилучшее время для закаливания воздухом — утром, после сна, в сочетании с гигиенической гимнастикой. В другое время дня воздушные ванны не рекомендуется принимать менее чем через полтора часа после еды или натощак. При закаливании воздухом, помимо температуры, обязательно учитываются влажность и скорость движения воздуха. Относительная влажность выражается отношением абсолютной влажности к максимальной при данной температуре воздуха и исчисляется в процентах. Воздух в зависимости от насыщения водяными парами принято подразделять на сухой — до 55%, умеренно сухой — от 56 до 70%, умеренно влажный — от 71 до 85%, очень влажный — выше 86%.

Воздушные процедуры с целью закаливания могут применяться либо в виде пребывания одетого человека на открытом воздухе (прогулки, спортивные занятия), либо в виде воздушных ванн, при которых происходит кратковременное действие воздуха определенной температуры на обнаженную поверхность тела человека.

Воздушные ванны подготавливают организм к последующим закаливающим процедурам, например, к закаливанию водой.

Дозировка воздушных ванн осуществляется двумя путями: постепенным снижением температуры воздуха и увеличением продолжительности процедуры при той же температуре.

Начинать прием воздушных ванн следует в помещении, по мере закаливания их переносят на открытый воздух. Лучшее место для процедур — затененные участки с зелеными насаждениями, удаленные от источников загрязнения атмосферы пылью и газами.

Воздушная ванна может быть общей, если воздействию воздуха подвергается вся поверхность тела, либо частичной, когда обнажается только его часть (туловище, шея, руки, ноги). Закаливающее воздействие связано с разницей температур между воздухом и поверхностью кожи.

По температурным ощущениям различают следующие виды воздушных ванн: горячие (свыше 30 °С), теплые (свыше 22 °С), индифферентные (21–22 °С), прохладные (17–21 °С), умеренно холодные (13–17 °С), холодные (4–13 °С), очень холодные (ниже 4 °С).

Надо иметь в виду, что раздражающее действие воздуха оказывает влияние на рецепторы кожи тем резче, чем больше разница температур кожи и воздуха.

Воздействие холодного воздуха на большую поверхность тела вызывает в организме определенную реакцию. В первый момент вследствие большой отдачи тепла возникает ощущение холода, затем кровеносные сосуды кожи расширяются, приток крови к коже увеличивается, и ощущение холода сменяется чувством приятной теплоты.

Более выраженное действие оказывают прохладные и умеренно холодные воздушные ванны. Принимая с целью закаливания все более прохладные воздушные ванны, мы тем самым тренируем организм к низким температурам внешней среды путем активации компенсаторных механизмов, обеспечивающих терморегуляторные процессы. В результате закаливания в первую очередь тренируется подвижность сосудистых реакций, выступающих в роли защитного барьера, охраняющего организм от резких перепадов внешней температуры.

Принимают воздушные ванны в положении лежа, полулежа, в движении. Однако если станет холодно, появится озноб, немедленно оденьтесь и выполните небольшую пробежку, несколько гимнастических упражнений. После воздушных ванн полезны водные процедуры.

Теплые ванны, не обеспечивая закаливания, тем не менее оказывают положительное влияние на организм, улучшая окислительные процессы. Для здоровых людей первые воздушные ванны длятся 20–30 минут при температуре воздуха 15–20 °С. В дальнейшем продолжительность процедур каждый раз увеличивается на 5–10 минут и постепенно доводится до 2 часов.

Последующий этап закаливания воздухом — воздушные ванны при температуре 5–10 °С продолжительностью до 15–20 минут.

Холодные ванны могут приниматься уже закаленными людьми; продолжительность таких ванн не должна превышать 5–10 минут.

Влажность воздуха в сочетании с колебаниями его температуры способна оказывать разное влияние на процессы терморегуляции организма. От относительной влажности воздуха зависит интенсивность испарения влаги с поверхности кожи и легких. В сухом воздухе человек легко переносит значительно более высокую температуру, чем во влажном. Сухость воздуха способствует потере организмом влаги.

Немаловажное значение при приеме воздушных ванн имеет также подвижность воздуха (ветер). Ветер воздействует на организм за счет своей силы и скорости, имеет значение и его направление. Он, способствуя усилению теплоотдачи организмом, увеличивает охлаждающую силу воздуха.

Итак, начинать прием воздушных ванн надо в комнате независимо от времени года при температуре не ниже 15–16 °С, и только спустя некоторое время можно переходить на открытый воздух. Воздушные ванны принимают в хорошо проветренном помещении. Обнажив тело, следует оставаться в таком состоянии в начале курса закаливания не более 3–5 минут (в дальнейшем увеличивая время). При приеме прохладных и особенно холодных ванн рекомендуется совершать активные движения: гимнастические упражнения, ходьбу, бег на месте.

Иногда рекомендуют вначале воздушные полуванны, а затем полные ванны при обычной комнатной температуре (20–22 °С), обычно по 10 минут. Каждый день процедура увеличивается на 5 минут и доводится до 35–40 минут.

После соответствующей предварительной подготовки можно перейти к приему воздушных ванн на открытом воздухе. Их нужно принимать в местах, защищенных от прямых солнечных лучей и сильного ветра. Начинать прием воздушных ванн на открытом воздухе надо с индифферентной температуры воздуха, т. е. 20–22 °С. Первая воздушная ванна должна длиться не более 15 минут, каждая последующая должна быть продолжительнее на 10–15 минут. Очень холодные ванны могут принимать только хорошо закаленные люди. Их продолжительность не более 1–2 минут, с постепенным увеличением до 8–10 минут.

Прием воздушных ванн на открытом воздухе надо начинать не ранее, чем через 1,5– 2 часа после еды, и заканчивать закаливания за 30 минут до приема пищи. Важным условием эффективности закаливания на открытом воздухе является ношение одежды, соответствующей погодным условиям. Одежда должна допускать свободную циркуляцию воздуха.

Особой разновидностью воздушных ванн является закаливание воздушным потоком или, попросту говоря, сквозняком.

Для этого нужно взять вентилятор. Начинать закаливание надо воздушным потоком при температуре не ниже 21–22 °С. Расстояние до вентилятора должно быть примерно 6 метров, а скорость мотора — минимальной. Затем можно приближать вентилятор до такого расстояния, когда будет ощущаться едва заметное движение воздуха. Продолжительность первой процедуры, как правило, не более 20 секунд. При этом тело должно обдуваться спереди и сзади по 10 секунд. Через день можно увеличивать длительность процедуры на 20 секунд и снижать температуру воздуха на 1 °С. Минимальная температура — 9 °С — это нижняя граница умеренно холодных воздушных ванн. Можно довести воздушные ванны и до меньших цифр температуры, но обязательно при этом двигаясь.

Как уже указывалось, чувствительность кожи отдельных участков тела к температуре воздуха различна. Части тела, обычно закрытые одеждой, более чувствительны к холоду. Это обусловливает целесообразность проведения закаливания воздухом по возможности в обнаженном или полуобнаженном виде, чтобы воздействовать на большую поверхность тела и получить более сильные ответные реакции. Эффект закаливания достигается и при пребывании на морозе в облегченной одежде. Поэтому все зимние виды спорта связаны с закаливанием организма. В летнее время года эффект закаливания в процессе занятий физическими упражнениями значительно слабее вследствие меньшего охлаждающего воздействия воздуха. Однако благодаря длительному пребыванию в легком костюме на открытом воздухе при меняющихся метеорологических условиях занятия летними видами спорта также связаны с закаливанием воздухом. Поэтому при систематических занятиях на открытом воздухе необходимость в специальном приеме воздушных ванн отпадает.

Глава 2.

Закаливание солнцем

Источник жизни и целительный фактор

Солнечный свет состоит из видимых и невидимых лучей. Видимая часть спектра неоднородна, состоит из красных, оранжевых, желтых, зеленых, голубых, синих и фиолетовых цветных пучков, которые хорошо заметны после грозы, когда на небе радуга. Невидимые лучи располагаются по обеим сторонам солнечного спектра. Одни из них примыкают к его красной части и называются инфракрасными, другие же находятся за фиолетовой частью и называются ультрафиолетовыми. Солнечная радиация представляет собой поток лучистой энергии в виде электромагнитных колебаний с различной длиной волны. Наибольшей длиной волны обладают инфракрасные лучи. Они составляют примерно 70% излучения солнца и оказывают преимущественно тепловое воздействие на организм. На долю ультрафиолетовой части солнечного спектра у земной поверхности приходится только около 5% солнечного излучения, но в плане биологической активности наибольшее значение имеет именно эта его часть.

Солнце есть основной источник энергии для всех процессов, происходящих на Земле, все живое существует за счет солнечной энергии. Люди с незапамятных времен знали, что солнечный свет обладает целительными и закаливающими свойствами; это использовали с целью укрепления организма уже в Древней Греции и Риме, где устраивались первые в истории человечества солярии — специальные места для приема солнечных ванн. Сегодня нам известно, что действие ультрафиолетовых лучей на организм человека неодинаково и зависит от длины волны. Одни из них способствуют образованию в коже витамина D, недостаточность которого вызывает нарушение фосфорно-кальциевого обмена в организме, приводит к заболеванию детей рахитом. Другие вызывают на коже эритему (покраснения) и способствуют образованию пигмента меланина, обусловливающего загар. Наиболее короткие ультрафиолетовые лучи оказывают бактерицидное действие.

Солнечный свет обладает целебной силой, потому что ультрафиолетовые лучи, воздействуя на нервно-рецепторный аппарат кожи, вызывают в организме сложные химические превращения. Под влиянием облучения повышается тонус центральной нервной системы, улучшается обмен веществ и состав крови, активизируется деятельность желез внутренней секреции. Все это благотворно сказывается на общем состоянии человека. Кроме того, как уже говорилось, солнечный свет оказывает губительное действие на болезнетворные микробы.

Солнечное излучение является постоянно действующим фактором внешней среды и тесно связано с основными функциями жизнедеятельности человеческого организма. Если человек лишается солнечного света, возникают нарушения физиологических функций, в первую очередь так называемое световое голодание. Это выражается в снижении тонуса центральной нервной системы и защитных сил организма, нарушении обменных процессов. У детей световое голодание приводит к заболеванию рахитом, у взрослых снижает работоспособность, повышает склонность к простудным заболеваниям, вызывает ухудшения самочувствия и сна.

При облучении солнцем часть его лучей отражается кожей, другая часть проникает вглубь и оказывает тепловое действие. Инфракрасные лучи могут проникнуть в организм на 5–6 см, видимые лучи — на несколько миллиметров, а ультрафиолетовые — только на 0,2–0,4 мм. Чувствительность организма к солнечным лучам различается у разных людей. Имеющие черный цвет волос и смуглую кожу, как правило, менее чувствительны к солнечным лучам, чем люди с малопигментированной кожей. Большой чувствительностью обладают также старики, дети, подростки и лица с повышенной функцией щитовидной железы. Однако весной чувствительность кожи к солнечным лучам повышается у всех без исключения.

Солнечное голодание проявляется в недостатке витамина D, нарушении фосфорно-кальциевого обмена и общего обмена веществ, в ухудшении защитных свойств кожи, нарушении функции эндокринной системы, малокровии, общей слабости, утомляемости. Это состояние наиболее ярко проявляется в конце зимы и весной.

Солнечные ванны

Считается, что необходимо ежедневно хотя бы подставлять лицо солнцу (особенно жителям средней и северной полосы России). Прежде чем подставить солнцу тело, нужно полежать раздетым в тени. После такой подготовки можно лечь под солнце, защитив голову. После посещения бани и умывания лица с мылом выходить на солнце нельзя — большая вероятность получить ожог.

При закаливании солнечными лучами надо следить за тем, чтобы нагрузка нарастала постепенно. Начинают прием солнечных ванн при отраженной солнечной радиации, затем постепенно переходят к ваннам рассеянного света и, наконец, используют прямую солнечную радиацию. Такая последовательность особенно необходима детям и лицам, плохо переносящим солнце.

Принимать солнечные ванны желательно только спустя 1,5–2 часа после приема пищи. Не рекомендуется также проводить облучение натощак и непосредственно перед едой. Нельзя принимать процедуры, будучи сильно утомленным, перед напряженной физической работой, спортивной тренировкой или сразу после них.

Солнечные ванны лучше принимать утром, когда земля и воздух менее нагреты и жара переносится значительно легче. В середине дня солнечные лучи падают более отвесно и, естественно, опасность перегревания организма увеличивается.

Наиболее сильно падающие лучи отражаются светлыми поверхностями. Выбирая место для приема солнечных ванн, нужно учитывать это обстоятельство. Например, если солнечную ванну принимать на земле, то общее воздействие солнечных лучей будет примерно на 10% меньше, чем при солнечной ванне на траве. В то же время на траве эффект воздействия в два раза меньше, чем на песке.

Начинать загорать можно только под тенью деревьев по 2–3 минуты с перерывом через каждые 10 минут. Через день по 2–3 минуты прибавляют и постепенно доводят до получаса. Дети в возрасте 11–16 лет загорают с 3–5 минут в день, увеличивая максимальную продолжительность солнечных ванн до 1,5–2 часов в день. Можно усилить действие солнца, принимая небольшими порциями витаминный чай из зверобоя и борщевика: в этих растениях содержатся особые вещества — фотосенсибилизаторы, резко повышающие чувствительность кожи к солнечным лучам. Для приготовления витаминного чая берут: по 2 ч. л. травы зверобоя и борщевика, 1 ч. л. — 1 ст. л. сухих молодых листьев березы, рябины, калины, боярышника, клена, липы, яблони, груши, заваривают в чайнике, как чай. О дозировке приема посоветуйтесь с врачом.

В дальнейшем принимать солнечные ванны можно в любом защищенном от резкого порывистого ветра месте. Закаливаться солнцем можно в положении лежа или в движении. В первом случае процедуру принимают, расположившись на топчане или подстилке ногами к солнцу. Это обеспечит равномерное освещение всего тела. В современных благоустроенных соляриях имеются площадка для солнечных ванн, места для отдыха в тени, душ, буфет помещение для медицинского персонала.

Дозирование солнечных ванн должно быть разумным. Если организм не приучать к действию солнечных лучей постепенно, возможны негативные последствия. Чаще всего используют минутный способ дозировки солнечных ванн: начиная с 5–10-минутного пребывания на солнце, а затем каждый раз продолжительность процедуры увеличивают на 5–10 минут. Другой способ дозирования солнечных ванн — когда время пребывания на солнце определяется количеством получаемых калорий. Для этого используются либо сводные таблицы, либо специальная аппаратура. Исходная биологическая доза солнечной радиации составляет 5 калорий на 1 см^2 поверхности тела (примерно такую дозу получает человек за время 5-минутной солнечной ванны в средней полосе нашей страны), и по мере закаливания ее постепенно увеличивают, доводя до 100–120 калорий в день. Однако больные и ослабленные люди не должны получать более 50–80 калорий в сутки.

При приеме солнечной ванны рекомендуется периодически менять положение тела, поворачиваясь к солнцу попеременно спиной, животом, боками. Не рекомендуется постоянно чередовать облучение с купанием; а вот по окончании солнечной ванны необходимо искупаться либо хотя бы принять душ.

Наконец, следует помнить, что если вы хотите укрепить свой организм, закаляясь с использованием солнечных лучей, повысить его жизнедеятельность, а не нанести вред, то необходимо учитывать возможность нежелательных последствий и знать, каким образом их избежать.

Меры безопасности

Из всего изложенного выше ясно, что солнечный свет — это мощное лечебное и профилактическое средство, исключительно важное для сохранения здоровья. Однако нельзя забывать, что положительное действие солнечных лучей на организм проявляется только при определенных дозах солнечной радиации. Передозировка может нанести непоправимый вред: вызвать серьезные расстройства нервной, сердечно-сосудистой и других жизненно важных систем организма.

Солнечные ванны с целью закаливания следует принимать очень осторожно, иначе вместо пользы они принесут вред (ожоги, тепловой и солнечный удары). Принимать солнечные ванны лучше всего утром, когда воздух особенно чист и еще не слишком жарко, а также ближе к вечеру, когда солнце клонится к закату. Лучшее время для загара: в средней полосе — 9– 13 и 16–18 часов; на юге — 8–11 и 17–19 часов. Первые солнечные ванны надо принимать при температуре воздуха не ниже 18 °С. Продолжительность их не должна превышать 5 минут (далее прибавлять по 3–5 минут, постепенно доводя до часа). Во время приема солнечных ванн нельзя спать; голова должна быть прикрыта панамой, а глаза защищены темными очками.

Многие врачи считают, что солнечные ванны целесообразнее сочетать с активными движениями.

Возможные осложнения и помощь при них

Если, принимая солнечные ванны, вы почувствовали вялость, апатию или, наоборот, раздражительность, повышенную возбудимость, нужно немедленно прекратить процедуры. Их нельзя принимать при повышенной температуре тела, острых заболеваниях легких, верхних дыхательных путей, желудочно-кишечного тракта, почек, при резко выраженном истощении и пороках сердца, малокровии, некоторых кожных болезнях. При злокачественных новообразованиях, атеросклерозе, сильном истощении закаливание солнцем противопоказано.

Вследствие нерационального использования солнечной энергии могут наступить нежелательные последствия (как правило, это вызвано стремлением некоторых людей загореть как можно быстрее).

Основные негативные проявления могут быть как местного (солнечный ожог), так и общего характера (солнечный удар).

Солнечный ожог представляет собой воспаление кожи, вызванное ультрафиолетовыми лучами. Обычно спустя 4–8 часов после интенсивного солнечного облучения на коже появляются краснота и припухлость, которые сопровождаются резкой болезненностью и чувством жжения. Образующиеся при распаде клеток токсические вещества оказывают неблагоприятное влияние на весь организм, что проявляется такими симптомами, как головная боль, недомогание, снижение работоспособности. Пораженные места следует обтирать слабым спиртовым раствором, затем прикладывать к ним смоченные 2%-ным раствором марганцовокислого калия чистые салфетки. Далее до исчезновения воспалительных явлений пораженные места рекомендуется смазывать вазелином.

При интенсивном и продолжительном действии лучистой энергии может наступить и более тяжелое состояние — ***тепловой или солнечный удар***. В данном случае происходит уже серьезное нарушение деятельности многих органов и систем. Солнечный удар возникает чаще при перегревании прямыми солнечными лучами не защищенной головным убором головы. Первые признаки — общая слабость, вялая походка, апатия, сонливость, тяжесть в ногах, головокружение и головная боль, мелькание и потемнение в глазах, жажда, тошнота и рвота. Наряду с этим отмечаются обильное потоотделение, повышение температуры тела, учащение пульса и дыхания. При солнечном ударе наблюдаются медленное повышение температуры тела и выступающие на первый план явления со стороны центральной нервной системы.

При любых указанных симптомах необходимо принять срочные меры. Первая из них — прекращение дальнейшего воздействия солнечных лучей. Пострадавшего следует перенести в прохладное место и снять с него одежду, усилить циркуляцию воздуха, предоставить полный покой. Затем нужно вызвать врача для оказания пострадавшему квалифицированной помощи.

Глава 3.

Самое мощное средство закаливания

Общие принципы водного закаливания

Разнообразие средств закаливания повышает сопротивляемость организма и не создает условий для привыкания только к данному раздражителю. Важно знать, что закаливающие факторы полезно сочетать с физическими упражнениями. Утренняя гимнастика, например, завершается водными процедурами, подвижные игры на воздухе сочетаются с купанием в открытых водоемах, туристические походы и лыжные прогулки, проводимые в различных метеорологических условиях, увеличивают закаливающий эффект. В качестве средств закаливания широко используются естественные факторы: воздух, вода и солнце. Устойчивость организма следует вырабатывать ко всем природным факторам. Однако влиянию холода уделяется наибольшее внимание, так как во многих климатических зонах нашей страны в весенне-осенний сезон резко возрастает число случаев острых респираторных заболеваний, ангин, бронхитов. Причиной их является прежде всего переохлаждение организма.

По степени возрастания сложности к основным средствам закаливания относятся: закаливание воздухом, солнечные ванны — о них мы уже говорили ранее — и далее:

— водные процедуры (обтирание, обливание, душ, купание в естественных водоемах, бассейнах, в морской воде);

— хождение босиком;

— обтирание снегом;

— баня, сауна с купанием в холодной воде;

— наконец, моржевание.

Для приобретения устойчивого иммунитета к простудным заболеваниям, гриппу, для развития защитных сил организма необходимо серьезно заниматься закаливанием, и в первую очередь водными процедурами. Приступать к таким процедурам лучше всего утром после зарядки. При классическом способе закаливания используют воду температуры тела или чуть ниже (обычно 34–36 °С). Температуру воды снижают осторожно, как правило, на один градус через каждые 3–4 дня.

При таком виде закаливания, как охлаждение с подогревом, начинают холодовые процедуры (обливания, души и т. п.) с температуры 38 °С и снижают до 24 °С. Когда появляются неприятные ощущения, температуру воды повышают, чтобы полностью устранить их. Такие циклы повторяют 3–4 раза. Можно закаляться и меняя поочередно воздействие процедур — сначала водную, а затем воздушную. При этом температура воды снижается каждые 4 дня на один градус: зимой — с 38 °С до 30 °С, летом — с 34 °С до 22 °С. Как только водная процедура закончена, тело слегка промокается полотенцем. При появлении «гусиной кожи» необходимо провести растирание тела, самомассаж, активно подвигаться.

Умывание, обтирание, полоскание горла, ножные ванны — все это повышает сопротивляемость определенных, наиболее уязвимых к холоду участков тела: горла, поясницы, стоп. Хорошо тонизируют и закаливают контрастные обтирания с последующим обливанием холодной и горячей водой под душем. Причем чем ниже температура и сильнее давление, тем больше действие водного массажа. Однако холодный душ опасно применять при гипертонической болезни из-за возможности повышения артериального давления.

Можно начинать закаливание и купаясь в бассейнах с подогреваемой до 27–28 °С водой. Предварительно проводят разминку в течение нескольких минут. Продолжительность плавания дозируют. Далее следует уже купание в открытых водоемах (причем купание в проточной воде закаливает сильнее, чем в стоячей).

А для тех, кто хотел бы закалиться, но не любит холодную воду, можно рекомендовать другой способ закаливания. Закаляться можно и теплой водой, и даже горячей. Суть достаточно проста: обнаженное тело протирают мокрым полотенцем, смоченным теплой или даже горячей водой, и не обтирают сухим полотенцем. Вода, испаряясь с кожи, охлаждает ее. Но следует соблюдать осторожность. Чем горячее вода, тем интенсивнее она испаряется, тем сильнее охлаждается организм. Поэтому увеличивайте температуру воды для обтирания постепенно, по мере закаливания организма. Закаливание таким методом весьма эффективно и по действию похоже на контрастный душ.

Основы закаливания водой

Закаливающие свойства воды известны с древнейших времен. Сведения об этом содержатся уже в индуистских Ведах (1500 лет до н. э.). Пресной и минеральной водой пользовались для гигиенических и лечебных целей древние ассирийцы, вавилоняне, египтяне. В Древней Греции технику водолечения усовершенствовал Гиппократ, а позднее оно, наряду с закаливанием, было перенесено в Древний Рим и постепенно распространилось по всему миру.

Основной принцип воздействия состоит в том, что вода, обладая высокой теплоемкостью, большой теплопроводностью и конвекцией, хорошо растворяя различные соли и газы при воздействии на организм через нервные рецепторы кожи, не только является мощным природным закаливающим фактором, но также вызывает целый ряд благотворных химических и биохимических изменений в организме.

При этом методы отличаются большим разнообразием:

— обливание;
— обтирание;
— купание в открытых водоемах;
— влажные укутывания;
— парная;
— контрастный душ и т. п.

Для начала рассмотрим их в самых общих чертах.

Обливание

Обливание, как и все общие водные процедуры, надо начинать с определенной температуры воды. За основу берется температура кожи в области сердца: у детей — 35–36 °С, у взрослых — 33–35 °С. Для ножных ванн температура на 1–2 °С ниже. В процессе закаливания температуру постепенно снижают. Для местных водных процедур (обливание ног, спины, ножные ванны) за основу берется температура соответствующих открытых частей тела (примерно 27–29 °С) и постепенно снижается до 12–10 °С.

Вечером, за полчаса-час до сна, очень полезно облить тело или ступни (примерно до середины голени) холодной водой. Можно воспользоваться для этого душем. Через неделю-другую обливания будут доставлять большое удовольствие, человек почувствует, что таким путем он сбрасывает усталость, взвинченность, в значительной степени восстанавливает силы. Время не ограничено: 5, 10 секунд, 1 минуту — смотря по ощущениям.

Обтирание

Процедура заключается в быстром растирании тела (по частям) куском грубой ткани или резиновой губки, смоченной в воде. Обтирание начинают с температуры на 1–2 °С выше, чем обливание. Постепенно снижают температуру воды, аналогично процедуре обливания. В результате обтирания ощущается теплота в теле, свежесть, бодрость, прилив сил.

Обтирание повышает устойчивость организма к простудным заболеваниям, помогает при упадке сил, переутомлении.

Парная

Баня, парная — это уникальный способ решить практически все проблемы со здоровьем. Если начать париться в русской бане с детства (обычно с 8–10 лет), то к 12–14 годам уже можно проводить контрастные процедуры, наслаждаясь в летний период нырянием в бассейн или речку после парной, а зимой — обтиранием снегом (или погружением в снег). Русская баня очень хороша при ее постоянном применении в течение всей жизни, поскольку организм «запоминает» ни с чем не сравнимые ощущения прилива сил и бодрости после массажа березовым веником в сочетании с приемом водных процедур контрастного типа. Обычно процедуру проводят, ориентируясь на собственные ощущения и состояние здоровья.

Механизм закаливающего и оздоровляющего действия парной и бани вообще многосторонний. Под воздействием жара микроскопические нервные волоконца заставляют капилляры все больше расширяться. По ним кровь из «депо» устремляется к коже. Кожа нагревается, повышается ее температура, и появляется возможность отдавать больше тепла в окружающую среду. Тем самым стимулируется деятельность сердца, кровь обильно орошает не только кожу и подкожную клетчатку, но и мышцы, суставы, спинной и головной мозг, легкие, нервы, т. е. все органы и системы без исключения. Что особенно ценно, в бане приходит в движение депонированная (резервная) кровь, богатая ценнейшими питательными веществами. Она дает клеткам свежий заряд, новые питательные вещества. Усиление кровообращения в свою очередь приводит к повышению температуры тела. В итоге активизируются окислительные процессы. Там, где есть застои крови (как правило, они образуются в больных местах и органах), происходит увеличение кровотока благодаря раскрытию в этих местах капиллярного русла. Это способствует улучшению питания клеток, выведению отбросов и, в конечном счете, оздоровлению. Улучшение кровоснабжения, происходящее в бане, стимулирует и железы внутренней секреции: гипофиз, щитовидную железу, надпочечники, поджелудочную, паращитовидную железы. Известно, что все они тесно связаны между собой, регулируют деятельность органов и систем. Искусственное повышение температуры тела уничтожает или снижает интенсивность многих заболеваний: порог температурной чувствительности целого ряда болезнетворных микробов ниже порога температуры, которую в состоянии переносить клетки человеческого организма. Баня позволяет сжигать шлаки, токсины, которые накапливаются в нашем организме, и выводить их вместе с потом наружу. А это в свою очередь разгружает другие важные выделительные органы: почки, легкие. Благотворное влияние жар оказывает и на кожу. Прочищаются все поры тела, удаляется грязь, снимаются отжившие клетки. Кожа становится мягкой, эластичной, улучшаются ее функциональные способности. Легче дышится, так как стимулируется кожное дыхание. Это особенно хорошо чувствуется сразу же после бани.

Общие правила таковы: вначале следует облить тело прохладной водой комфортной температуры, затем 3–10 минут посидеть в парной, поднимаясь постепенно с нижней на более высокую полку. Применение веника можно начинать через 1–2 месяца после начала регулярных парных процедур.

Категорически противопоказана парная больным гипертонией и ишемией, лицам, страдающим заболеваниями почек, сахарным диабетом.

Контрастный душ

Вариант 1.

Человек становится в ванну и обливается водой приятной температуры. Затем ее делают настолько горячей, насколько это возможно (разумеется, чтобы не обжечься). Через примерно 60–90 секунд перекрывают горячую воду и пускают холодную. Облив все тело (20–30 и более секунд), вновь включают горячую воду, обдают все тело и опять пускают холодную. На этот раз под холодным душем лучше постоять подольше (до минуты и более). Далее — опять не очень длительный горячий душ и завершающий холодный.

Обливать надо все части тела, не задерживаясь подолгу на одном месте. Всего делают три контраста (перехода от горячей воды к холодной). Завершать надо всегда холодной водой. Перед охлаждением всего тела желательно не забывать смачивать лицо.

Вот примерная схема душа:

— теплый (чтобы привыкло тело);

— горячий (пока приятно);

— холодный (20–30 и более секунд);

— горячий (20–40 секунд);

— холодный (до минуты и более);

— горячий (20–60 секунд);

— холодный (пока приятно).

Привыкать к контрастному душу, как и к любому новому воздействию, нужно постепенно. Сначала на протяжении 2–4 недель ежедневно принимать комфортный душ (душ приятной температуры). Затем делать только один контраст и не очень долго стоять под холодной водой (5–10 секунд), через неделю-другую перейти на два, а затем и на три контраста. Иногда вначале можно уменьшать перепад температур, то есть обливаться не самой холодной и горячей водой, а теплой и прохладной. Для новичков в закаливании желательно поступать именно так. Но, дойдя до ощущения явного холода, надо все же сделать резкий скачок и перейти сразу на ледяную воду.

Не зная этого правила, многие начинающие поступают в корне неверно, пытаясь и далее снижать температуру постепенно. Дойдя до 19–20 °С и продолжая закаливание, начинают болеть. Секрет здесь прост. Вода такой температуры уже значительно охлаждает тело, но она еще недостаточно холодна, чтобы активизировать в полной мере защитные силы. Резкое же кратковременное обливание ледяной водой не успевает отнять много тепла, но оказывает мощнейшее воздействие на нервную систему, запускает терморегуляторный и иммунный механизмы.

Контрастный душ желательно делать хотя бы раз в день, по утрам. Хотя лучше омывать тело дважды в день.

Перед контрастным душем для тела можно сделать процедуру контрастного душа отдельно для головы. Это можно делать под краном. Сделать три цикла, заканчивая холодной водой.

Вариант 2.

Встать под душ. Сделать воду горячей. Стоять под горячим душем 10–15 секунд, затем пустить холодную воду и принять холодный душ в течение 10–15 секунд. Так повторить три цикла. Всегда начинать с горячей воды, заканчивать холодной. До озноба тело не доводить.

Постепенно увеличивать контрастность температуры между холодной и горячей водой. Перед выполнением комплекса упражнений после душа можно обтереть тело руками и начинать делать комплекс раздетым. Влажное тело обсохнет во время выполнения упражнений. Можно надеть легкую одежду и на мокрое тело. Можно использовать полотенце, лучше махровое, но не растираться им, а только промокнуть воду с поверхности тела. Всегда вытирать полотенцем голову от периферии к центру. Затем вытереть руки и ноги (от пальцев к туловищу). Затем грудь круговыми движениями от центра вверх и вбок. Живот — по часовой стрелке, расширяя круги, а затем, сужая круги, обратно к пупку. Затем массировать и растирать поясницу вверх от копчика и далее спину в продольном направлении.

Принимая душ и растирая тело, нельзя растирать его поперек — только вдоль позвоночника, снизу вверх.

Контрастный душ следует применять с большой осторожностью людям, страдающим нарушением кровоснабжения мозга, тромбофлебитом, гипертонической болезнью, спазмами сосудов.

В домашних условиях обтирания, ванны для рук и ног, обливания и контрастный душ можно чередовать, но чаще каждый человек останавливается на одном виде закаливания. Однако ванны для рук и ног оптимально подходят и тем, кто страдает хроническими заболеваниями и плохо переносит холодную воду. Наиболее полезны контрастные ванны.

Приготовьте два тазика: с горячей водой, температура — 38–40 °С, и холодной, 28–30 °С. Каждые пять дней уменьшайте температуру холодной воды на один градус. Идеальная температура — 10–12 °С. Опустите ноги и руки в горячую воду на полминуты, потом в холодную — на 10–15 секунд. Повторите эту процедуру 3–4 раза. Затем насухо вытрите ноги и руки хлопчатобумажным полотенцем, разотрите подошвы и ладони грубой сухой мочалкой и наденьте мягкие носки. Для этой процедуры можно использовать растворы трав: шалфея, лаванды, ромашки — они снимают усталость. Готовятся следующим образом: 2–3 столовые ложки сухой травы залить одним литром крутого кипятка, настоять не менее тридцати минут, процедить и добавить воды нужной температуры. Настой можно несколько дней хранить в холодильнике.

Наиболее эффективным является сочетание физических нагрузок, свежего воздуха и целебной силы воды. Эту возможность предоставляют открытые бассейны. Исключительное энергетическое закаливающее действие оказывает ходьба быстрым шагом из теплого душа к бассейну, даже если на улице мороз. После такой минутной прогулки даже прохладная вода покажется приятно теплой.

Правила водного закаливания

— Водные закаливающие процедуры нельзя проводить перед сном и сразу после пробуждения. Они желательны в период дня, когда организм активен и жизнедеятелен. Холодная вода быстро воздействует на центральную нервную систему, снимает утомление и придает бодрость. После гидропроцедур нелегко будет уснуть, а для только что проснувшегося организма холодная вода — слишком сильный «допинг».

— Водными закаливаниями нельзя злоупотреблять. Общая норма — одна процедура в день.

— Категорически запрещается начинать сразу с холодной воды. К низкой температуре следует привыкать постепенно.

— Обтирания, обливания, контрастный душ нельзя прерывать. Они должны стать ежедневными, как расчесывание волос или умывание. Одна из ошибок в том, что, заболев, мы прекращаем закаливание. Процедуры можно прервать только на несколько дней, когда держится высокая температура. При насморке и кашле организм быстрее победит инфекцию, если традиционное закаливание не прекращается.

— Перед водными процедурами рекомендуется походить по полу босиком не менее 10–15 минут и сделать легкую зарядку.

— Озноб, посиневшая «гусиная кожа» — показатель того, что данная процедура вам не подходит. Ее стоит поменять или выбрать более щадящий температурный режим.

Нельзя забывать и о том, что зачастую наиболее эффективными методами закаливания остаются те, что прошли испытание временем. Ведь на Руси закаливание являлось нормой жизни. В XVII веке все работы, связанные с активными движениями на свежем воздухе в холодное время года, назывались «прохладный ветроград» и считались особо полезными. Целители и знахари рекомендовали такое закаливающее упражнение, кстати, применимое и сегодня: ранней весной надеть мокроступы — так назывались липовые лапти, набитые первыми травами: одуванчиками, мать-и-мачехой, молодыми ростками крапивы, — и походить в них прохладным ранним утром. Холод закаливал организм, травы укрепляли иммунитет и одновременно рассасывали мозоли, препятствовали появлению новых, защищали кожу от инфекций.

При погружении ступней ног в холодную воду у незакаленных людей происходит прилив крови к слизистым оболочкам носа и верхних дыхательных путей. Это повышает их температуру, увеличивает количество выделяемой слизи и создает благоприятные условия для развития микробов, попадающих на слизистые оболочки. Быстрое увеличение числа микробов и одновременное ослабление сопротивляемости организма ведут к возникновению воспалительных процессов, простудных заболеваний — катару верхних дыхательных путей, ангине, воспалению легких. А вот при охлаждении рук реакция со стороны сосудов слизистой оболочки носа почти отсутствует. Объясняется это тем, что руки, как правило, подвергаются значительно большим термическим воздействиям. Следовательно, они в большей мере закалены, чем стопы, которые почти всегда защищены обувью.

Если каждый день систематически повторять охлаждение ног холодной водой, то эти явления со стороны слизистых оболочек постепенно исчезают, а через 2 месяца затухают совсем или остаются слабовыраженными.

Таким образом, определенные участки тела, например, стопы ног, глотка, являются особо чувствительными к охлаждению. Поэтому закаливать эти наиболее чувствительные участки тела необходимо в первую очередь.

Закаливание стоп ног осуществляется путем приема ножных ванн. Ежедневно в вечернее время (за 1,5–2 часа до сна) стопы ног следует погружать в прохладную или холодную воду с последующим вытиранием их насухо (растирать не обязательно).

Продолжительность закаливания и температурные нормы воды можно взять те же, что и для общего закаливания. Эффективное средство закаливания — хождение босиком по полу, земле, траве. При закаливании ног снижается их повышенная потливость, нередко наблюдаемая у молодых людей.

Закаливание глотки производится путем полоскания ее холодной водой по утрам во время умывания, а также в течение дня. Существует также «вкусный» рецепт для укрепления носоглотки: съесть мороженое, а потом выпить стакан теплого травяного чая. Контраст температур отлично тренирует слизистую оболочку, делает ее стойкой к воздействию инфекций.

В настоящее время все чаще можно слышать и еще об одной пользе обливаний водой, связанной с общей энергетикой организма. Считается, что вода способна смыть всю негативную энергию, накопленную в течение какого-то периода времени.

Есть и некоторые научные подтверждения тому, что холодная вода дает человеку колоссальное количество энергетики. Так, в работе В. Г. Черкасова «Слово об Учителе» приводится такой показательный факт на примере Порфирия Корнеевича Иванова: «Профессор Геннадий Сергеев как-то приехал из Ленинграда со своим знаменитым прибором, чтобы замерить биополе Иванова, но стрелка сразу прыгнула вправо до упора, ее зашкалило, и точная сила Иванова осталась неизвестной, так как прибор был рассчитан на обычного человека».

Указанной выше позиции придерживается, в частности, и такой известный народный целитель, как Г. Малахов. Вот что пишет он в своей книге «Целительные силы человеческого организма»:

«Обливаться желательно с макушки. Вода примет в себя и смоет всю патологию. Можете выполнять это обливание так, как я. После того как вода прокатилась по вашему телу, ладонями протрите уши, сбросьте воду с лица,

проведя ладонями вниз по нему и оторвав их от подбородка. Затем выжимающим движением обеими руками ото лба проведите ладонями по волосам головы, соединив их за шеей и стряхнув затем воду. Потом проведите одной ладошкой по другой руке от плеча к пальцам и стряхните воду. Затем по внутренней стороне той же руки проведите ладошкой от пальцев руки к подмышечной впадине и стряхните оттуда воду. То же самое — с другой стороны. Затем обеими руками стряхните воду вниз от шеи через весь живот. То же самое проделайте со спиной, от поясницы вниз, и затем с каждой ногой, стряхивая воду вниз до самых ступней. Мысленно представляйте, что вместе с водой стряхиваете все болезни».

О моржевании

Закаливание моржеванием как чрезвычайно сильнодействующая процедура вызывает множество споров — имеются как убежденные сторонники, так и противники такой экстремальной формы закаливания, как зимнее плавание, которое любители называют моржеванием. Пока нельзя сказать, чтобы зимнее плавание стало массовым, однако число поклонников ледяной воды постоянно растет, и на сегодняшний день уже в нескольких десятках городов созданы секции зимнего плавания.

Бесспорно, ледяная вода — прекрасный стимулятор для всех процессов жизнедеятельности, протекающих в организме, и мощный фактор закаливания. Кроме того, сами моржи утверждают в один голос, что это неисчерпаемый источник самых положительных эмоций. А ведь в природе любой переход из одного состояния в другое сопровождается выделением или поглощением энергии. Если рассмотреть это с точки зрения состояния человека, то яркое эмоциональное переживание дает дополнительные импульсы к жизнедеятельности. В этом один из секретов того, что количество поклонников ледяной воды постоянно увеличивается.

Тем не менее нельзя не заметить, что такой способ закалки требует непременной предварительной подготовки, и нередко весьма длительной — что зависит, в первую очередь, от степени закаленности. Человек, вообще не закаленный, оказавшись в воде даже с нулевой температурой, уже через несколько минут может потерять сознание и даже погибнуть. Кроме того, в любом случае экстремальные холодовые нагрузки для растущего организма (у детей и подростков) должны применяться с большой осторожностью, так как требуют предельного напряжения физиологических механизмов и защитных сил организма. Кроме того, зимнее плавание требует не только физической, но и вполне определенной моральной подготовки. Вот почему, помимо соблюдения принципа постепенности, весьма желательно заниматься моржеванием в составе секции, клуба и т. д.

Наука не отрицает таких эффектов от закалки ледяной водой, как:

— стимуляция защитных сил организма;

— подъем общего тонуса;

— профилактика заболеваний дыхательной, сердечно-сосудистой систем и желудочно-кишечного тракта;

— стимуляция обмена веществ;

— улучшение сна и аппетита.

Кроме того, доказано, что ледяная вода играет большую роль в профилактике преждевременного старения.

Многие авторитетные народные целители также утверждают, что ледяная вода обладает специфичным действием на организм, чем и объясняется ее целительный эффект. Речь при этом идет не о холодной, а именно о ледяной воде. Так, широко известный у нас в стране своими книгами о народных методах лечения Г. Малахов объясняет воздействие ледяной воды следующим образом:

«При обливании ледяной водой происходит необычайно сильное раздражение кожных рецепторов. От них нервные импульсы устремляются в головной мозг. Крошечный участок мозга — гипоталамус, весящий всего 4 г., — очень сильно стимулируется. В организме он выполняет роль дирижера для многих видов жизнедеятельности: воздействует на сердечно-сосудистую систему, желудочно-кишечный тракт, обмен веществ, является регулятором наших эмоций, сна, бодрствования, аппетита и жажды, а также температуры тела. На все это и направлено целительное воздействие ледяного

обливания через нервную систему. Обливание позволяет вывести организм из патологического, дремотного состояния. В результате воздействия ледяной воды на кожу получается спазм всех сосудов, прилегающих к поверхности кожи, волна крови от периферии движется к центру тела, вымывая все шлаки и другие инородные вещества. Одновременно с этим под воздействием резкого сжатия периферических сосудов идет вибрационная волна, которая также «вытряхивающе» действует на все лишнее, ненужное, залежавшееся в тканях».

Однако следует сказать еще вот о чем. В обычном виде вода на четверть состоит из молекул паравод (у них протоны водорода вращаются в одну сторону) и на три четверти — из молекул ортовод (здесь вращение в разные стороны). Это состояние воды природное, и наш организм, если вода находится в нем именно в таком состоянии, чувствует себя комфортно. При любом заболевании в первую очередь расходуются молекулы паравод. При контакте кожи с ледяной водой под действием магнитных импульсов один из протонов водорода в молекулах ортовод изменяет свое вращение, становясь молекулой паравод, и при этом мгновенно выделяется большое количество тепла. Таким образом, в течение первых полутора минут при воздействии холода система терморегуляции как бы еще не работает, а вся защита организма происходит за счет протонной энергии. При этом часть воды у точек раздражения нагревается до 42,2 °С, а эта температура губительна для больных клеток.

И еще. Как уже отмечалось, организм на действие холодной воды на кожу отвечает энергичной реакцией. В первый момент вследствие резкого сужения сосудов поверхности тела кровь устремляется к внутренним органам, появляется «гусиная кожа». Вслед за первой фазой наступает вторая: организм начинает усиленно вырабатывать тепло, кровеносные сосуды кожи расширяются, кровь снова приливает к коже, ощущение озноба сменяется приятным чувством теплоты. Таков механизм гимнастики, которая приучает сосуды своевременно расширяться и суживаться в зависимости от внешних температурных условий.

Для получения описанных выше и многих других полезных эффектов при закаливании ледяной водой должны особенно четко соблюдаться все основные принципы закаливания холодом:

— постепенное увеличение холодовых нагрузок по времени;

— комплексное использование физических и холодовых нагрузок с учетом индивидуальных особенностей организма человека и правильная их дозировка;

— систематичность, регулярность и непрерывность занятий.

Правильное определение холодовой нагрузки — один из наиболее сложных и важных вопросов, решающим образом влияющих на успех закаливания. Одна и та же холодовая нагрузка может одному человеку только придать бодрости, а для другого оказаться чрезмерной и вызвать заболевание. В среднем оптимальными считаются купания через день — за это время восстанавливается способность организма принимать новые холодовые нагрузки.

Но для правильного определения оптимальной холодовой нагрузки важно знать степень закаленности. И хотя точных методов ее определения наукой не разработано, известны приближенные способы, которые могут помочь в этом. В частности, установлено, что температура различных участков кожи после купания в ледяной воде понижается по сравнению с нормальной на 6,2–9,7 °С.

Участок кожи	До купания	После купания	Разница
Стопа	27,4	20,2	7,2
Голень	30,0	23,8	6,2
Бедро	29,1	20,7	8,4
Грудь	30,5	20,8	9,7
Кисть	26,5	19,7	6,8
Предплечье	30,5	24,0	6,5
Плечо	29,6	22,6	7,0

Установлено также, что восстановление температуры до исходной у менее закаленных людей происходит через 15–17, у более закаленных — через 8–10 минут. Именно таким способом определения степени закаленности пользуются некоторые моржи. Более объективный, научный метод определения холодовых нагрузок должен учитывать температуру воды и продолжительность плавания. Существуют методики определения продолжительности воздушных и водных процедур по заданной холодовой нагрузке при различных значениях температуры воды и воздуха. Одна из них разработана Г. Д. Латышевым и В. Г. Бокшей. Под холодовой нагрузкой они понимают разность между теплоотдачей и теплопродукцией тела, выражаемую в килокалориях (ккал). Холодовая нагрузка — та часть теплоотдачи, которая, не успевая компенсироваться теплопродукцией за время холодового воздействия, непосредственно оказывает влияние на закаливание, тренируя систему терморегуляции. Для здоровых людей установлены следующие режимы закаливания водой и воздухом: малая холодовая нагрузка — 5– 20 ккал, средняя — 25–35, большая — 40–50, максимальная — 55–65, предельная — 70–100 ккал.

Богатый материал по рекомендуемому сочетанию продолжительности плавания в зависимости от установленной величины холодовой нагрузки представлен в одной из лучших отечественных книг по этой теме — А. Н. Колгушкин, «Путь к зимнему плаванию» (М., «Физкультура и спорт», 1983 г.).

Как уже говорилось, большое значение имеет психологический настрой. Для закаленных людей купание — это праздник, ведь купание в ледяной воде активизирует все физиологические процессы, повышает жизненную активность организма. Зимнее плавание несет в себе большой заряд положительных эмоций. По словам

— перед тем как войти в воду, полезно выполнить несколько энергичных гимнастических упражнений. Такая мышечная активность повысит теплоотдачу в воде;

— однако нельзя входить в воду слишком разгоряченным или с чувством озноба. Установлено, что сочетание воздействия охлаждения и мышечной работы может задерживать развитие адаптации организма к холоду. Значительно больший эффект достигается тогда, когда мышечной работе предшествует холодовое воздействие;

— в полынью надо входить спокойно, но в воде стараться беспрерывно двигаться;

— после выхода из воды следует обтереться и, быстро одевшись, выполнить комплекс гимнастических упражнений, чтобы восстановить тепловое равновесие.

После длительного закаливания холодной водой тем, кто обладает отменным здоровьем, можно порекомендовать использовать такую форму закаливания, как растирание снегом. Растирается лишь верхняя половина туловища. Движения проделываются быстро, энергично. Вся процедура продолжается не более 2 минут.

Что советуют бывалые моржи?

Примечание автора. Ниже приводятся сведения для тех, кто всерьез заинтересуется таким видом закаливания, как зимнее плавание. Взяты они с сайтов российских моржей, которых немало в Интернете. Все они по-своему интересны (см. библиографию в конце книги, где приводятся ссылки), но хотелось бы особо выделить сайты Павла Добряка (http://morzh.osnovnoi.ru) и Виктора Ющенко (http://eisberg.narod.ru) как наиболее информативные.

Советы всем

Успех приспособления к холоду обеспечивается только в том случае, если закаливающие процедуры проводятся систематически, непрерывно в течение месяцев и лет. При этом должна соблюдаться постепенность в нарастании и воздействии, достигаемая путем последовательного снижения температуры воды (воздуха) и увеличения длительности процедуры. Продолжительные перерывы в закаливании уменьшают выработанную стойкость к действию низких температур. Нежелательны даже 2–3-дневные пропуски. После вынужденных перерывов начинайте процедуры с менее интенсивных холодовых воздействий. Если вы закаливаетесь первый год, то перед плаванием нужно сделать энергичную разминку, людям плавающим более года согревающую разминку проводить не обязательно. Прежде чем войти в воду, смочите лицо, руки, ноги, грудь, живот и спину. Затем окунитесь по шею и плывите брассом. Обычно моржи не окунаются с головой. Дело в том, что голова крайне чувствительна к охлаждению, будет трудно продержаться в проруби положенное время. Закончив купание, сразу же перебегите в раздевалку, встаньте на коврик и быстро вытретесь полотенцем насухо. А теперь разотритесь ладонями. Движения при обтирании и самомассаже конечностей делайте от периферии к сердцу, а груди и живота — по часовой стрелке. Теперь можно быстро одеться. В первый год длительность купания в зимние месяцы не должна превышать 25 секунд, на 2–3-й год эта процедура может продолжаться до минуты, и лишь со стажем 3–5 и более лет купания — до 1,5–2 минут. В большинстве случаев ограничиваются 30–60 секундами. По мере прогревания воды длительность купания увеличивайте. Продолжительность купания регулируйте в зависимости от погоды, а также от вашей подготовки. При моржевании в наиболее холодные зимние месяцы вполне достаточно плавать через день. В дни без купания принимайте душ и обливания. В другое время года плавать желательно 6 раз в неделю (1 день уделяется бане). Моржи со стажем обычно и зимой плавают ежедневно. Однако 2 купания в день допустить никак нельзя. Необходимо готовить себя не только к кратковременным сильным и резким охлаждениям, но и к длительным, менее выраженным по силе холодовым воздействиям. Закаливающие процедуры нужно проводить как на фоне согревающей мышечной разминки, так и в состоянии мышечного покоя. Занятия зимним плаванием довольно скоро станут для вас приятной потребностью, приносящей бодрость, хорошее настроение, а самое главное — здоровье.

Советы новичкам

Выбор места для купания. Купаться можно где угодно, в каком-либо водоеме. Но все же выбирайте прорубь, где купается больше людей, которая имеет хороший подход (лесенка, ступеньки) и из которой не сложно было бы вылезти (а это важно).

С кем купаться? Лучше быть осторожнее и стараться приходить с кем-то. Хорошо, если это будет морж, тогда не скучно будет одному окунаться. Отдельный разговор о первом купании: здесь необходимо, чтобы с вами кто-то был.

Раздеваться у проруби или в раздевалке? Все зависит от вас, как вам по душе. Лучше, конечно, раздеваться в раздевалке, поскольку, когда вы выйдете из воды, неудобно будет одеваться на морозе. Если раздеваться у проруби, то процесс проходит немного быстрее; но при сильном морозе и ветре неудобно одеваться, так как мерзнут руки и ноги.

Когда начинать? Начинать закаливания в холодной воде не обязательно в мае или в сентябре-ноябре, как многие советуют. Впервые окунуться угодно даже в стойкие морозы. Многие, например, начинают 19 января, на Крещение. Считается, что в этот день вода освященная и человек не простудится ни при каких обстоятельствах.

Частота купания. Очень важный вопрос. Купаться в проруби стоит не чаще, чем 3–4 раза в неделю, и не реже, чем раз в неделю. Частые купания могут навредить организму. Купания реже, чем раз в неделю, заставляют организм поддаваться нагрузкам, от которых он успевает отвыкнуть.

Как долго купаться и при каких условиях? Купаться нужно недолго: от нескольких секунд и максимум до минуты-двух. Цель купания — не устанавливать временные или температурные рекорды. Оптимальная температура воздуха для купания от –2 °С до –20 °С.

Можно ли прерывать купания? Если человек начал заниматься закаливанием из-за какой-то болезни, то прерывание действительно может неадекватно повлиять на организм, могут вернуться старые симптомы болезни. Если же вы моржуете для оздоровления и укрепления защитных свойств организма, то ничего особенного не должно быть. Лучше не делать перерыв больше, чем на неделю. Недельный перерыв даже стоит иногда делать раз в 3 месяца. Желательно, если он придется на сильные морозы.

Важно!

Ни до, ни после купания не принимайте внутрь алкогольные напитки. Спиртное расслабляет организм, делая его уязвимым. При этом появляются шансы простудиться или застудить жизненно важные органы. Об этом пишут на многих сайтах, посвященных моржеванию.

Одежда и обувь для зимнего плавания

Любители зимнего плавания занимаются в самых разнообразных условиях, требующих различной экипировки. Для выхода к проруби, если она расположена далеко от раздевалки, нужна теплая одежда: шапка, шерстяной тренировочный костюм или свитер и спортивные брюки, теплые ботинки с застежкой молния или валенки, шерстяные носки и рукавицы. Одежда должна удобно сниматься и надеваться. Повседневная одежда на пуговицах неудобна, потому что на морозе, особенно с ветром, пальцы перестают слушаться — застегивать пуговицы и шнуровать ботинки становится трудно. Удобен махровый халат или махровое полотенце — для сохранения тепла до купания. Остывшему в прорубь идти неприятно, да и закаливающий эффект резко снижается, так как уменьшается разница между температурой кожи и воды.

Для купания в проруби нужно обязательно иметь резиновую шапочку. Она должна плотно прилегать к голове, не пропускать воду. Шапочки из намокающей ткани не предохраняют голову от переохлаждения и примерзают к волосам при возвращении в раздевалку. Плавки и купальные костюмы могут быть из любой ткани. Они должны соответствовать размеру и не стеснять дыхания.

При подборе спортивной обуви необходимо учитывать условия проведения занятий. На занятиях могут быть использованы кеды (полукеды), гимнастические тапочки, пляжные резиновые тапочки. Кеды хороши на разминке, но неудобны у проруби, потому что отнимают много времени при обувании на мокрые ноги, к тому же они намокают и долго сохнут. Обувь, требующая на надевание после плавания более 2 секунд, непригодна, так как на морозе мокрые ноги прилипают ко льду, возможны легкие отморожения на подошвах. Если же все-таки затрачивается некоторое время, следует использовать сухую подстилку (например, кусок поролона) и одеваться на ней.

Глава 4.

О закаливании детей

Здоровье детей всегда остается одной из наиболее актуальных проблем. Поэтому теме закаливания как одного из средств физического воспитания детей в этой книге отведена отдельная глава.

Закаливание детей, как и взрослых, основано на способности организма отвечать определенными реакциями на всевозможные раздражители внешнего мира: температурные, световые, механические. Эти раздражители через кожу воздействуют на нервную систему, «тренируют» ее, делают устойчивой к неблагоприятным воздействиям внешней среды.

Если раздражители многократно повторяются, одновременно постоянно изменяясь в силе, организм привыкает, т. е. приспосабливается к меняющимся условиям внешней среды.

Для того чтобы закаливающие процедуры в детском возрасте дали положительные результаты, необходимо соблюдать определенные правила.

Закаливание должно проводиться систематически, ежедневно. Переходить к более сильным раздражителям, например, снижать температуру воды при водных процедурах, нужно постепенно и очень осторожно.

Если ребенка с целью закаливания подвергнуть непривычному для него охлаждению, то он может заболеть. Необходимо соблюдать индивидуальный подход к ребенку, учитывать особенности его организма и помнить: что полезно одному ребенку, может принести вред другому. Перед тем как начать закаливание, желательно посоветоваться с врачом.

Систематическое закаливание укрепляет не только нервную систему, но и сердце, легкие, улучшает обмен веществ, работу всех органов и систем. Отсюда ясно, что закаливание в детском возрасте должно проводиться систематически, ежедневно, при осуществлении индивидуального подхода к каждому ребенку.

Закаливание воздухом

Прежде всего необходимо 3–4 раза в день тщательно проветривать помещение, в котором находится ребенок. В осенне-зимнее время постоянно приучать его спать с открытой форточкой и обязательно гулять. Каждый день он должен находиться на воздухе не менее 3–4 часов. Зимой только в сильные морозы (–25–28 °С) с ветром можно отменить прогулку. Летом же в любую погоду весь день ребенок проводит на воздухе.

Закаливание воздухом, как и любое другое, начинают с использования слабых, мягко действующих процедур. Для этого первые воздушные ванны проводят в хорошо проветриваемом помещении, и тем самым раздражающее действие воздуха обеспечивается, главным образом, влиянием его температуры. Начальная температура воздуха должна быть индифферентной, т. е. не вызывающей напряжения механизмов терморегуляции, когда ребенок не ощущает ни избыточного тепла, ни охлаждения (находится в состоянии теплового комфорта).

В теплое время года, когда температура воздуха в тени 22–25 °С, все бодрствования, как и дневной сон детей, желательно по возможности проводить на открытом воздухе. При этом можно дать игрушку, заинтересовывать игрой. Очень важно, чтобы во время прогулки ребенок не был пассивным. Положительная эмоциональная настроенность, двигательная активность, звуковые и речевые реакции — все это повышает общий тонус нервной системы ребенка, а вместе с тем и весь уровень жизненных процессов, обмена веществ. В то же время, создавая условия для активной прогулки, нельзя забывать и о том, что избыточное, чрезмерное возбуждение ребенка вызывает преждевременно наступающее утомление, потерю аппетита, расстройство сна. Все это отрицательно влияет на функцию центральной нервной системы и ведет к снижению способности сосредото чивать внимание, усваивать приобретаемые навыки, т. е. ухудшает именно те качества, которые необходимы для успешного воспитания и обучения ребенка.

Использование свежего воздуха в целях закаливания детей осуществляется постоянно.

Благодаря малой теплопроводности и теплоемкости воздуха воздушные процедуры (общие и местные ванны) действуют на организм наименее резко и потому должны предшествовать другим видам закаливания.

В целом закаливание воздухом осуществляется постоянно и систематически посредством данного ниже комплекса мер.

— Соблюдение правильного режима проветривания помещения. В холодное время года непродолжительное проветривание повторяется 5–6 раз в сутки: обязательно перед сном и за 20–30 минут до подъема после сна, до и после занятий в дневное и вечернее время бодрствования. В теплое время года окна открыты почти круглые сутки.

— Влажная протирка пола (вода — 50–60 °С) дважды в день — после дневного и вечернего бодрствования.

— Поддержание нормальной температуры воздуха в помещении: для грудных детей — в пределах 20–22 °С; для детей в возрасте от 1 года до 3 лет — в пределах 18–19 °С и для детей 4–7 лет — в пределах 17–18 °С.

— Правильный подбор одежды, обеспечивающий состояние теплового комфорта каждому ребенку. Своевременная смена одежды, предупреждающая избыточное охлаждение и перегрев.

— Воздушные ванны (полное или частичное обнажение кожных покровов): короткие, от 3–4 до 8–10 минут — при каждом пеленании или смене одежды и более продолжительные — при проведении гимнастики с детьми первых трех лет жизни, утренней гигиенической зарядки с более старшими детьми, а также при проведении занятий или игр.

— Правильная организация прогулок (чередование спокойной и подвижной деятельности, а также создание условий для разнообразных игр, поощрение выполнения всех видов движений, соответствующих возрасту и способствующих всестороннему физическому развитию).

Закаливание солнцем

Физиологическое действие солнечных лучей на детский организм наиболее сильно по сравнению с другими природными факторами закаливания. Как известно, солнечный свет состоит из различных лучей, имеющих неодинаковую длину волны и частоту колебаний. В силу своих физических свойств лучи инфракрасной части спектра проникают глубоко в кожу и подкожную клетчатку и, оказывая тепловое воздействие, вызывают нагревание тканей. Поэтому инфракрасные лучи принято называть тепловыми. Под влиянием тепловых лучей возбуждаются нервные окончания кожных покровов и рефлекторно расширяются кровеносные сосуды кожи. В то же время кровеносные сосуды внутренних органов сокращаются, в силу чего в организме происходит перераспределение крови — от внутренних органов она приливает к наружным покровам. Кожа становится красной и горячей в процессе облучения. После прекращения облучения кожа вновь, довольно быстро, приобретает нормальный цвет и температуру. Также рефлекторно восстанавливается исходное распределение крови. Инфракрасные лучи усиливают действие ультрафиолетовых лучей.

Ультрафиолетовые лучи, имеющие короткие волны, поглощаются поверхностными слоями кожи и не проникают в ткани, расположенные глубже. Относительно большая энергия ультрафиолетовых лучей вызывает химические превращения в клетках, в результате которых изменяется белковая структура клеток, образуются различные белковые субстанции, повышающие проницаемость оболочек клеток и вызывающие образование пигментных веществ. Облучение ультрафиолетовыми лучами не сопровождается немедленным покраснением кожи (появлением эритемы), поэтому их называют холодными лучами, но при определенном дозировании эритема появляется спустя 6–8 часов после облучения и сохраняется в течение нескольких дней. По исчезновении эритемы на облученных участках кожи остается пигментация — загар.

Под действием ультрафиолетового облучения происходят сложные физико-химические и биологические процессы в клетках. Известно антирахитическое действие ультрафиолетовых лучей: они способствуют образованию витамина непосредственно в организме. Под влиянием образующегося в коже витамина нормализуется соотношение фосфора и кальция в крови, регулируются процессы окостенения скелета и отложения солей кальция в костях.

Действие солнечных лучей стимулирует обменные процессы в органах и тканях и, раздражая многочисленные рецепторы — нервные окончания, находящиеся в наружных покровах и внутренних органах, вызывает возбуждение нервных центров спинного и головного мозга. В результате изменяется частота и глубина дыхания, увеличивается легочная вентиляция, изменяется просвет капилляров сосудистой сети и величина артериального давления крови.

Влияние ультрафиолетовых лучей на нервную систему выражается в изменениях реакций высшей нервной деятельности. В зависимости от дозы облучения, индивидуальной для каждого человека, можно наблюдать или стимуляцию, или угнетение безусловных рефлексов, направленных на сохранение постоянства температуры тела. Повышение возбудимости коры головного мозга проявляется в ускорении рефлекторных реакций, увеличении подвижности нервных процессов и улучшении восприятия органами чувств (в увеличении остроты зрения, слуха).

Действие солнечного света (ультрафиолетового, видимого и инфракрасного излучений) в больших дозах на неподготовленный незакаленный организм может вызвать расстройство его нормальной деятельности, снижение защитных сил, и, как следствие этого, может легко возникнуть какое-либо заболевание. Действие солнечного света, используемое вначале в малых дозах, сопровождается мобилизацией всего многообразия защитных сил организма. Многостороннее влияние ультрафиолетовых лучей на организм, при условии их правильного использования, выражается в улучшении общего состояния, физического и нервно-психического развития детей, в повышении защитных сил организма, его сопротивляемости инфекциям и другим вредным воздействиям окружающей среды. Повышается интенсивность обмена веществ, улучшается состав крови, нормализуются функции и взаимодействия всех органов и тканей. Поскольку солнечные лучи оказывают на организм очень сильное физиологическое влияние, использование их в целях закаливания детей ограничено. Это ограничение вызывается еще и тем, что отношение площади поверхности кожных покровов, через которую собственно и действуют солнечные лучи, к массе тела у детей гораздо больше, чем у взрослых. Закаливание солнечными лучами можно начинать только после подготовки организма ребенка воздушными ваннами, которые проводят сначала в помещении, а затем на открытом воздухе.

Солнечные ванны можно принимать не ранее, чем через 1,5 часа после еды, и заканчивать не позднее, чем за 30–40 минут до еды.

Это условие необходимо соблюдать потому, что в жаркую погоду под влиянием высокой температуры окружающего воздуха угнетается секреция пищеварительных соков, и условия для переваривания пищи ухудшаются. Закаливание здоровых детей солнечными лучами так же, как и воздухом, полезнее сочетать с различной деятельностью, составляющей содержание прогулки в весенне-летний период. Продолжительность облучения индивидуальна для каждого ребенка: учитываются возраст, общее развитие, состояние здоровья, упитанность, типологические особенности высшей нервной деятельность. Необходимо также принимать во внимание предварительную подготовку в виде закаливания воздухом, водой и частичного облучения солнцем, которое невольно получает каждый человек, бывающий на открытом воздухе. Постепенность увеличения действия солнечных лучей может быть достигнута несколькими путями:

— используется ослабляющее влияние атмосферы — солнечные ванны принимают ранним утром или после полудня (косые лучи менее эффективны);

— проводят солнечные ванны в облачные дни, так как облачность способствует рассеиванию лучей;

— используют отраженные лучи (в тени);

— изменяют площадь обнаженной поверхности кожи подбором одежды;

— изменяют продолжительность облучения.

Солнечный свет необходим для нормального

развития ребенка, но избыток солнечных лучей также неблагоприятно отражается на детском организме. Следовательно, рекомендации о разумном использовании облучений должны особенно тщательно выполняться по отношению к детям. Прежде всего нельзя допускать длительного пребывания детей под палящим солнцем. Далее: не только во время солнечных ванн, но и во время прогулок, голова ребенка должна быть всегда прикрыта легким головным убором. Детей, не достигших 1 года, нельзя подвергать облучению прямыми солнечными лучами, им полезнее закаливание рассеянным солнечным светом.

После солнечной ванны рекомендуется обливание или другая водная процедура. Всем детям, как правило, достаточно одной солнечной ванны в день. В осенне-зимний период для профилактики светового голодания у детей желательно использовать облучение от искусственных источников ультрафиолетовой радиации.

При появлении сердцебиения, головной боли, вялости любую процедуру следует прекратить немедленно и обратиться к врачу.

Закаливание водой

По сравнению с воздухом вода является более сильным средством закаливания, так как обладает гораздо большей теплопроводностью и теплоемкостью. Сущность физиологического действия на организм водных закаливающих процедур и конечный результат их влияния подобны действию воздушных процедур. Соприкосновение воды с кожным покровом сопровождается раздражением органов чувствительных нервов-рецепторов.

Под воздействием раздражителей в рецепторах возникает возбуждение, которое передается по нервным волокнам в центры спинного и головного мозга, где рождаются импульсы ответных реакций. Влияние прохладной воды сказывается в рефлекторном изменении тонуса и просвета кровеносных сосудов. Различаются три последовательные фазы этих изменений: непосредственно за воздействием следует первая фаза — резкий спазм кожных сосудов, кровь отливает к внутренним органам, кожа становится бледной и холодной, наступает первый озноб.

Эти явления продолжаются несколько секунд, затем наступает вторая фраза — расширение кожных сосудов, прилив крови из внутренних органов к периферии. Появляется ощущение тепла, кожа становится розовой. Вторая фаза продолжается несколько минут и при неблагоприятных условиях может перейти в третью фазу — паретическое состояние расширенных капилляров кожи (временная потеря способности к сокращению). В результате происходит застой крови в капиллярах, появляется бледность кожи с синюшным оттенком, наступает второй озноб. Третья фаза свидетельствует о несостоятельности механизмов физической терморегуляции. Требуются немедленные меры для прекращения этой фазы — массаж, физические упражнения, тепло, чтобы предупредить переохлаждение со всеми его вредными последствиями. Оздоровляющее действие водных процедур обусловлено первой и второй фазами. Систематическое закаливание прохладной водой сопровождается сокращением времени первой фазы, более быстрым переходом ее во вторую фазу, которая продолжается длительно и, медленно угасая, не переходит в третью. Наступление третьей фазы не следует допускать, она может наблюдаться при неправильном проведении закаливания — использовании слишком холодной воды или чрезмерно длительной процедуры.

Закаливание водой проводится в помещении, при обычной комнатной температуре воздуха. Нет необходимости специально нагревать воздух, но обеспечить отсутствие сквозняка надо обязательно. Даже короткое воздействие прохладного воздуха на мокрую кожу может вызвать резкое переохлаждение. В жаркое летнее время, если водные процедуры проводятся под открытым небом, ребенок также должен быть защищен от ветра.

Для местных процедур применяется более прохладная вода, чем для общих. Местное действие воды вызывает комплекс общих рефлекторных реакций, изменяющих физиологические функции всего организма.

В качестве общих закаливающих процедур можно использовать обтирание всего тела, обливание, душ, а также гигиеническую ванну с последующим обливанием водой, температура которой на 2 градуса ниже, чем в ванне. Наиболее сильное действие оказывает купание в открытом водоеме.

Начальная температура воды для обтирания детей 3–4 лет составляет 32 °С, для детей 5– 6 лет — 30 °С, для детей 6–7 лет — 28 °С. Через каждые 2–3 дня ее снижают на 1 °С и доводят до 22 °С летом и до 25 °С зимой для детей 3– 4 лет, до 20 °С и 24 °С — для детей 5–6 лет, до 18 °С и 22 °С — для детей 6–7 лет. По окончании обтирания ребенок должен быть тепло одет.

Закаливание детей обычно проводят родители, но необходимо с возрастом прививать детям самостоятельность в осуществлении закаливающих мероприятий. Так, дети дошкольного возраста могут и должны проводить их самостоятельно.

Простое полоскание рта кипяченой водой комнатной температуры, применяемое систематически после каждого приема пищи, является превосходным средством, предупреждающим заболевания зубов и слизистых полости рта.

Любые гигиенические процедуры, связанные с применением воды, могут оказывать одновременно и закаливающее действие, если при этом соблюдать соответствующие правила.

— Выбирать средства закаливания водой с учетом индивидуальных и возрастных особенностей ребенка.

— Начиная со слабодействующих процедур, постепенно переходить к сильнодействующим.

— Снижение температуры воды производить постепенно, с учетом возраста и состояния ребенка, характера процедуры и условий окружающей обстановки.

— Закаливающие процедуры проводить систематически, примерно в одно и то же время дня.

— Обеспечить хорошее настроение ребенка во время закаливания. В качестве местных закаливающих процедур могут быть использованы умывание, обтирание, мытье рук, мытье и обливание ног, игра с водой.

Рекомендации по закаливанию самых маленьких

Закаливание ребенка можно начинать уже в первые дни после рождения, однако после обязательной предварительпой консультации врача. Если малыш здоров и врач не находит у него никаких признаков поражения нервной системы, если он нормально прибавляет в весе, закаливание принесет ему большую пользу.

Существуют определенные методы закаливания самых маленьких. Первый вариант заключается в следующем. Детей купают при температуре человеческого тела — 36,6 °С; в этих условиях ребенок чувствует себя хорошо, расслабляется. Во время купания подготавливается кувшин с водой на десять градусов холоднее, т. е.

примерно 26 °С для первого обливания. Ребенка, вынув из ванночки, держат на ладони спинкой кверху и сначала обливают ему пятки, а потом льют относительно прохладную воду по позвоночнику до головки. Затем, не вытирая, малыша промокают полотенцем и закутывают сначала в простую, а затем байковую пеленки. Одевают ребенка через 10–15 минут. Если такую процедуру дети переносят хорошо, то при использовании данной методики рекомендуется снижать температуру обливания каждые три дня на один градус, вплоть до температуры воды в кране. Нужно знать, что в первые разы ребенок при обливании от неожиданности и испуга может заплакать, но после согревания он быстро успокаивается, а в пеленках спокойно засыпает.

Можно использовать и другой метод. Каждый раз (несколько раз в день), когда проводится туалет ребенка, нужно делать обмывание теплой водой ягодиц и ног. Затем ноги быстро обмывают прохладной водой, после чего так же, как в первом случае, не вытирая, заворачивают малыша в теплые пеленки.

Для детей постарше (около года) хорошим методом закаливания является контрастный душ. Ребенка ставят под теплую воду, пока он хорошо не разогреется (в особенности ступни, ладони и воротниковая зона спины). Затем малышу быстро обливают ступни, ладони и спину прохладной водой, после чего сразу же снова ставят его под горячий душ. Подобную процедуру рекомендуется повторить не менее трех раз. Основным правилом является: начинать процедуру с согревания, а заканчивать — обливанием. После этого малыша вытирают не сразу, а опять же предварительно закутывают в махровую простыню или полотенце на несколько минут. Следует также помнить о том, что подобные процедуры оказывают на детей возбуждающий эффект, и правильно выбирать для них время (не перед сном).

Вместо душа для малыша можно использовать ванну с теплой водой. В этом случае его ладони и ступни периодически кратковременно обливают прохладной водой из-под крана (также не менее трех-четырех раз), а затем снова дают поиграть в теплой ванне. После последнего прохладного обливания ребенка укутывают в простыню и в одеяло, промокают, не вытирая, и лишь затем одевают и укладывают в постель. Динамика закаливания при данной процедуре создается за счет увеличения времени холодового воздействия.

О детском плавании

Полезно совмещать закаливание воздухом и водой, применяя комбинированные воздействия (непосредственно за воздушной ванной проводится водная процедура). Особо следует сказать о роли занятий плаванием для гармоничного развития ребенка.

Занятия в воде, связанные с преодолением ее сопротивления, могут стать важным фактором для общего гармоничного развития ребенка. Оздоровительное, лечебное и гигиеническое значение плавания в жизни ребенка трудно переоценить.

В процессе групповых или индивидуальных занятий детям дошкольного и младшего школьного возраста рекомендуется развивать вполне определенные навыки.

Первый этап — это обучение плаванию. С помощью различных упражнений нужно освоиться со свойствами воды и научиться продвигаться в ней. К концу данного этапа обучения ребенок должен уверенно чувствовать себя в воде и уметь плавать. Это означает, что он должен двигаться в воде без страха, ориентироваться с помощью движений рук и ног и при достаточно регулярном дыхании проплывать определенные отрезки. Чтобы добиться всего этого, необходимо изучить следующие основные плавательные навыки.

Дыхание. Конечная цель при освоении этого основного навыка состоит в том, чтобы уметь в регулярной последовательности производить выдох в воду и вдох над водой, чтобы постоянно обеспечивать организм кислородом.

Скольжение — умение после отталкивания скользить по поверхности воды на груди или на спине 3–4 м. Овладение этим навыком представляет собой важнейший шаг.

Ныряние — уверенно ориентироваться и двигаться в воде с открытыми глазами; при этом новичкам уметь противостоять ее воздействию.

Наконец, основное — ***продвижение в воде***. В данном случае речь идет о том, чтобы с помощью рук и ног при регулярном дыхании проплывать определенные отрезки.

Каких-то особых требований к качеству движений ребенку предъявлять, естественно, не следует, но важно освоить вышеназванные моменты в кратчайший срок.

В трехлетнем возрасте многие дети начинают посещать детский сад. Иногда приходится слышать, что именно в возрасте 3–5 лет ребенок боится воды и поэтому ему якобы трудно обучаться плаванию. Однако, по последним данным, таких детей в указанном возрасте совсем немного — не более 2–3%. С другой стороны, для естественного развития дошкольника работа по обучению плаванию целесообразна, если не необходима. Вместе с навыками плавания надо обучить ребенка самым важным правилам безопасности. В частности, продолжительность первых купаний не должна превышать 3–5 минут (в дальнейшем время можно постепенно увеличивать до 30 минут). Плавать рекомендуется не раньше, чем через 1,5–2 часа после еды. При появлении озноба, вялости или головокружения — немедленно выйти из воды. После купания полезно разогреться легкой гимнастикой и растереть тело махровым полотенцем.

Часть третья

О системах закаливания

Глава 1.

Индийская йога о закаливании организма

Прежде всего следует отметить, что индийские йоги вообще придают в своей системе воде огромное значение, в частности применение воды внутрь представляет собой отдельную и важную часть этого учения. Но мы здесь остановимся на том, что рекомендует йога в плане применения воды наружно, а именно — для очищения и закаливания.

Начнем с очищения. К средствам внешнего очищения йоги относят наружные водные процедуры, считая их важнейшими. Если кожа регулярно не очищается, то затрудняется работа сальных и потовых желез, создаются условия для размножения микробов и возникают всевозможные заболевания. Кроме того, известно, что в процессе дыхания принимают участие не только легкие, но и весь кожный покров тела человека. Вот прочему йоги рекомендуют проводить водные процедуры не реже одного раза в день всем без исключения. Вода не только очищает тело, но и является средством укрепления нервной системы, закаливания, в конечном счете — здоровья в целом.

Непосредственно к водным закаливающим процедурам йоги относят: обтирание, обливание, душ и купания. Считается, что лучше всего их осваивать в той же последовательности, чтобы подготовить свой организм к более сильным процедурам, таким как душ и купание.

Для обтирания нужно иметь два полотенца: одно для мокрого обтирания, другое для сухого. Лучше всего пользоваться грубыми полотенцами, например, из льняной ткани, которые хорошо удаляют омертвевшие участки кожи, усиливают кровообращение, вызывают бодрость. Налейте в таз воду приятной для вас температуры, смочите полотенце и разотрите им все тело, начиная с головы, заканчивая ногами. Если вода была теплой, то нужно вытереть тело насухо. Если вода была прохладной или холодной, лучше не вытирайтесь совсем, а только смахните воду ладонями, разотрите тело руками и одевайтесь. Через пять минут все тело будет «гореть». Постепенно понижайте температуру воды, которой производите обтирание, пока она не станет такой же, как водопроводная. Эта процедура всегда должна быть для вас приятной, доставлять удовольствие.

Обливание — это более сильная процедура. Переходите к ней после того, как освоите обтирание. При обливании большое количество воды сразу выливается на тело. Начинайте обливание тоже с приятной для вас воды, но с постепенной тенденцией к снижению температуры. Затем разотритесь сухим грубым полотенцем или руками.

Душ является разновидностью обливания и более удобен в современных квартирах. Купание же и плавание в естественном водоеме йоги считают наилучшими видами водных процедур.

Водные процедуры рекомендуются йогами как хорошее начало для выполнения любого комплекса упражнений. После таких процедур открываются поры и все тело «дышит»; кроме того, они оказывают стимулирующее воздействие не нервную систему, таким образом подготавливая организм к более сложным упражнениям. А вот после физических нагрузок принимать душ или другие водные процедуры, согласно йоге, не следует: любые упражнения вызывают прилив крови к внутренним органам, и охлаждение после этого нежелательно.

Глава 2.

Методика закаливания в домашних условиях для профилактики простуды и гриппа

Для профилактики простудных заболеваний исключительно важное значение имеет закаливание, проводимое в домашних условиях. При этом следует помнить две вещи.

Первое: одним из основных условий закаливания является непрерывность, так как при его прекращении через 3–5 недель состояние возвращается к исходному. Систематические многократные воздействия холода на организм вырабатывают быструю реакцию кровеносных сосудов на влияние низкой температуры. Длительные перерывы уменьшают сопротивляемость организма и могут привести к противоположному эффекту.

И второе: имеются вполне определенные противопоказания к проведению закаливающих процедур; они приведены ниже:

— высокая температура тела;

— умственное и физическое перенапряжение (можно заменить теплым душем или ванной);

— состояние психологического угнетения (можно уменьшить нагрузку или заменить один метод другим).

Сами же методики закаливания делятся на общие и местные.

Местные

А) Воздействие на область глотки и полость носа.

Проводится при помощи пульверизатора или полосканий. Температура воды для орошения (исходная) — 40 °С. Для полосканий (исходная) — 38 °С. Снижают на 1 °С каждые 3–6 дней до 15 °С. Первая процедура — 1 минута. Постепенно увеличивать до 5–6 минут. При использовании минеральной воды, в первой половине курса — без газа, затем можно использовать воду, содержащую газ.

Б) Воздействие на нижние конечности.

1. Влажное обтирание ног. Исходная температура воды — 37 °С. Длительность процедуры 2–4 минуты. Снижают температуру на 1 °С каждые 1–2 дня до 28 °С. Эту процедуру используют в основном в качестве подготовительной к дальнейшему закаливанию.

2. Обливания ног. Исходная температура воды — 37 °С. Снижают на 1 °С каждые 2–6 дней до 24–26 °С. После обливания производят сухое растирание. Процедуру используют в качестве подготовительной к прохладным ножным ванночкам.

3. Прохладные ножные ванночки. Исходная температура воды — 37 °С. Продолжительность процедуры 6–8 минут. Снижают на 1 °С каждые 2–7 дней до 14–18 °С. Соответственно

2. Общие обливания. Назначаются и проводятся после курса влажных обтираний. Исходная температура воды 30 °С со снижением до 18 °С. Снижают на 1 °С каждые 3–7 дней.

3. Душ. Проводят только после курса общих обтираний и закаливающих холодных воздействий на стопы. Исходная температура воды 35–37 °С. Снижают на 1 °С каждые 2–7 дней до 27–23 °С. Продолжительность душа 2–3 минуты. При температуре ниже 25 °С используют дополнительный массаж щеткой. Если процедура хорошо переносится, ее можно в дальнейшем использовать в качестве поддерживающей закаливание (при этом температура воды снижается до 18 °С).

4. Общие ванны. Проводят только после предварительного проведения курсов обтирания или обливания. Исходная температура воды 36–38 °С. Снижают на 1 °С каждые 2–5 дней до 30 °С. Продолжительность процедуры уменьшают по мере снижения температуры от 12 минут до 6 минут.

ниже и продолжительность — до 2–4 минут. При температуре ниже 26 °С в воду добавляют поваренную соль из расчета 20 граммов на 1 литр воды. При температуре ниже 20 °С во время процедуры рекомендуется проводить массаж ног с помощью щетки. После привыкания к указанным процедурам можно проводить ежедневные обливания ног водопроводной водой.

4. Контрастные ножные ванночки. Температура горячей воды на протяжении всего курса — 42 °С. Повышение контрастности достигается понижением температуры холодной вод с 37 °С до 20–25 °С. Снижают на 1 °С кажды 2–7 дней. В холодную воду ноги погружают н 1,5–2 минуты. В горячую — на 3 минуты. Чредование горячих и холодных ванночек. Ощая продолжительность процедуры 8–12 мнут. Разница температуры более 10–15 °С для пациентов с плохим тонусом сосудов н или при длительном использовании сосудоживающих капель в нос.

Общие — воздействие на всю поверхность кожи

1. Влажные обтирания. Температура воха в помещении не ниже 25–23 °С. Исхо температура воды для обтирания 35–37 °С. жают на 1 °С каждые 2–5 дней. Продолжиность обтирания каждой части тела 1,5–нуты. Конечная температура воды 18 °С. влажного проводят сухое обтирание.

Глава 3.

Водолечение по Кнейппу

Водолечение по системе Себастьяна Кнейппа включает в себя такие процедуры, как полное обливание всего тела, обмывания, обертывания, полуванны, ножные ванны, компрессы, головные ванны, глазные ванны, паровые ванны. Кроме того, Кнейпп большое внимание уделял закаливанию организма, для чего разработал отдельные методики — холодный и контрастный душ и другие.

Это наиболее широко известная из всех авторских методик, многократно доказавшая свою эффективность на протяжении многих десятилетий.

Кроме того, она практически идеальна в плане домашнего применения. Ниже приведены наиболее действенные методики, разработанные С. Кнейппом.

Обливания

Полное обливание всего тела

Это обливание распространяется на все тело, включая голову и ноги. Больной садится в ванну или другую просторную емкость и там принимает процедуру. Это обливание можно применять, стоя на коленях или во весь рост. Обливание делается частью спереди, частью сзади, приблизительно тремя лейками воды. Первой лейкой обливают все тело. Следующие порции воды льют таким образом, чтобы струя падала на все части тела, в основном на позвоночник, основные нервные узлы, на затылок, на область желудка и солнечного сплетения.

Особенно важно рекомендовать это обливание здоровым полным людям. Оно закаляет и укрепляет тело, усиливает циркуляцию крови и освобождает полнокровных людей от раздражительности и слишком большой чувствительности. Это обливание можно делать и летом, и зимой (в теплом помещении).

Для слабых и болезненных людей вода должна подогреваться до температуры 15–18 °С, как это делается в водолечебницах. После обливания необходимо сделать ряд гимнастических упражнений и резких движений, для того чтобы согреться. Нежелательно, чтобы вода при обливании падала с большой высоты, так как, ударяя с силой по телу, она вызывает излишнее перенапряжение нервной системы.

Обливание верхней части тела

При этом виде обливания больной раздевается до пояса, укутывая поясницу платком (чтобы помешать воде стекать вниз), и наклоняется над тазиком, стоящим на стуле. Обе руки ставятся на дно тазика, чтобы тело приняло горизонтальное положение. Первая лейка выливается так, чтобы вода стекала от правой руки и правого плеча по всей спине до левого плеча и верхней части левой руки. Таким образом смачивают все место, назначенное для обливания. Второй и третьей лейкой обливают в основном большое симпатическое сплетение по обе стороны седьмого шейного позвонка и затем всю спину и позвоночник, заканчивая всегда верхней частью какой-нибудь руки.

Всю область, предназначенную для обливания, нужно облить 3–4 раза равномерно. Голову при обливании нужно по возможности щадить, а шею, напротив, следует сильно обливать. Чем равномернее стекает вода по обливаемым частям тела, тем легче перенести обливание и тем скорее согревается тело.

При обливании кожа отвечает на эту процедуру покраснением, если же реакция кожи задерживается, то следует после первой лейки обмыть рукой обливаемые места. Уже при третьем или четвертом обливании кожа начинает отвечать хорошей реакцией.

Слабым людям достаточно для обливания одной лейки. Начинающим хватает одной или двух леек; людям, уже привыкшим немного к процедуре, — трех леек; крепким и здоровым людям — до 5 или 6 леек.

Примечание.

Обливание верхней части тела применяется для лечения больных легочными заболеваниями (не в острый период), а также для поднятия общего тонуса организма.

Обливание нижней части тела

Тело вначале обливают сзади, начиная от ноги до бедер и выше, а затем обливают равномерно нижнюю часть тела, главным образом область поясницы. Это обливание должно следовать за паровой ножной ванной. Обливание нижней части тела особенно рекомендуется делать людям пожилого возраста при нарушениях функции кишечника, простатитах, при сосудистых заболеваниях нижних конечностей. Хороший эффект такие обливания дают при импотенции.

Обливание спины

Это обливание совершается следующим образом: первой лейкой обливается вся задняя часть тела от пяток до затылка, остальные 3–5 леек равномерно выливаются сильной или слабой струей от шеи, правой и левой лопаток до копчика. Заканчивать обливание спины следует нижними ее участками. В заключение — быстрое обмывание груди, живота и рук. Обливание спины укрепляет спинной хребет, показано при остеохондрозах, для усиления кровообращения. Обливания способствуют укреплению нервной системы, нормализации сна.

Обливание рук

Обливание начинается с кистей рук и идет вверх до плеча. Каждая рука обливается отдельно 7–10 литрами воды комнатной температуры. Обливание рекомендуется для закаливания рук, при артритах, ревматических поражениях суставов. Очень рекомендуется для малокровных и болезненных людей.

Обливание бедер

Необходимо быстро облить водой ноги целиком, а затем дополнительно бедра. Это обливание делается стоя. Особенно показано при атеросклеротических поражениях нижних конечностей, варикозном расширении вен, тромбофлебитах.

Обливание головы

В этом случае воду льют так, чтобы струя текла за ушами, на щеки, а примерно 2–3 секунды — на закрытые глаза. Для обливания головы достаточно двух-трех леек. После обливания необходимо хорошо вытереть волосы. Эта процедура применяется при сильных и постоянных головных болях, ухудшении памяти, головокружениях. Продолжительность всей процедуры — от пяти до семи минут.

Общие рекомендации

— Можно обливаться самому, но лучше воспользоваться чьей-нибудь помощью.

— Главное — не лить воду резко и быстро. Она должна медленно стекать, омывая все тело.

— Начальная температура воды при обливаниях зависит от индивидуальных особенностей человека, в среднем — около 30–33 °С.

— Затем делают воду холоднее, доводя температуру до 20–15 °С.

— Закаленный и натренированный человек может понижать температуру воды и до 10 °С.

— К обливаниям нужно приучать детей с раннего возраста. Делать это следует очень осторожно. Пожилые люди тоже хуже адаптированы к холоду. В этом возрасте не рекомендуется сильно понижать температуру воды.

Обмывания

Обмывание тела или его частей будет эффективным, если оно производится равномерно в течение 1–2 минут. Применяется только при нормальной температуре.

Для полного обмывания необходимо взять грубое полотенце, смочить его в холодной воде и начать обмывать с груди и живота, затем переходить на спину и в последнюю очередь обмыть руки и ноги. Лучше всего такое обмывание делать в утренние часы. Продолжительность полного обмывания для здоровых людей — 2–3 минуты, для ослабленных — минута. К воде можно добавить яблочный уксус из расчета: столовая ложка на литр воды.

Компрессы

При применении холодных компрессов по Кнейппу необходимо помнить, что ткань должна быть хорошо выжата и менять ее следует по мере высыхания. Кроме того, компрессы должны быть достаточно толсты и влажны. Когда компресс наложен, надо обязательно проверить, не проникает ли наружный воздух под него сверху или снизу, и в случае такого дефекта устранить его, наложив сверху одеяло.

Компресс на туловище: накладывается при излишнем скоплении газов в желудке и кишечнике. Необходимо плотное покрывало смочить водой, покрыть туловище так, чтобы оно было плотно прикрыто, сверху укутаться шерстяным одеялом и держать 45–60 минут. Такой компресс можно повторить несколько раз, вновь и вновь смачивая покрывало.

Компресс на спину: оказывает болеутоляющее действие при болях в спине, при остеохондрозах. Смоченное покрывало положить на постель, предварительно подложив клеенку, лечь на спину и укрыться шерстяным одеялом. Время принятия процедуры — 45 минут.

Компресс на туловище и спину: эффективен при большом жаре, скоплении газов, приливах крови, ипохондрии и других заболеваниях. Лечь на спинной компресс, наложить другой на туловище и укрыться теплым одеялом.

Компресс на живот: полезен при тяжести в области желудка, коликах и других заболеваниях. Смоченную в воде плотную ткань выжимают, накладывают на низ живота и покрывают сверху теплым одеялом.

Компрессы по Кнейппу можно делать один за другим или одновременно. Продолжительность каждой процедуры остается при этом той же — от 45 до 60 минут.

Обертывания по Кнейппу

Нижнее обертывание назначается при болезнях ног и живота. Обертывание начинается с подмышек, так, чтобы голова, шея, руки, плечи были свободными. Они должны быть прикрыты чем-нибудь теплым. Плотная ткань должна быть по размеру такой, чтобы ею можно было обернуть тело дважды. Ткань складывается в два слоя, смачивается, отжимается и раскладывается на шерстяном одеяле. На нее ложится пациент и оборачивает ткань вокруг всего тела, затем плотно оборачивается шерстяным одеялом. Продолжительность процедуры — 1–1,5 часа, в зависимости от состояния больного.

Короткое обертывание — от подмышки до колен. Намочить плотную ткань и обернуть в несколько слоев, а сверху обернуть шерстяным одеялом. Продолжительность — 1–1,5 часа. Это обертывание очищает почки, применяется при заболеваниях сердца, печени, желудка.

Обертывание головы — смочить голову водой так, чтобы вода не капала с волос, плотно завязать голову сухим платком. Через 30 минут волосы будут сухими. Процедуру повторить 2–3 раза. После обертывания обмыть шею и голову холодной водой. Эта процедура помогает при головных болях, мигрени.

Обертывание шеи — мягкое полотенце смочить холодной водой. Обернуть шею и покрыть сухой грубой повязкой в 3–4 оборота, чтобы не было доступа воздуха. Процедура продолжается один час.

Ножное обертывание — поверх мокрых носков надеть шерстяные, лечь в постель, укрывшись теплым одеялом. Продолжительность процедуры 1–2 часа. Ножное обертывание улучшает кровообращение, снимает жар, благотворно влияет при воспалении легких.

Мокрая рубаха — надеть очень мокрую длинную рубаху, лечь в постель, укрыться теплым одеялом. Продолжительность процедуры — 1–1,5 часа. Действует успокаивающе, вытягивает токсины и шлаки. Полезна при любых отравлениях, в том числе при алкогольной интоксикации.

Альтернативная методика

В отдельных случаях хороший эффект дает процедура, техника выполнения которой приведена ниже. Разложить на кровати шерстяное одеяло. Сверху, немного отступив от края, положить сухую простыню или холст. Поверх положить другую простыню, намоченную в прохладной воде и тщательно выжатую. При очень высокой температуре можно разделить процедуру ее снижения на 2 этапа. Сначала обогреть больного с ног до головы влажным полотенцем или накинуть на него быстро влажную простыню и как следует растереть руками поверх этой простыни, а потом уже положить обнаженным на влажную простыню, приготовленную на кровати, быстро завернуть, причем каждую ногу — в отдельный край простыни. Поверх влажной простыни быстро обернуть сухую, потом теплое одеяло, а на него желательно положить еще что-нибудь теплое. В результате свободной остается только голова. Если при этом есть жалобы на головную боль, то можно положить на лоб полотенце, смоченное в прохладной воде. Согревание происходит очень быстро, особенно при том условии, что между одеялом и влажной простыней у ног будет положена горячая грелка. Вся процедура длится не дольше часа.

После обертывания рекомендуется прием потогонного чая, лучше с медом.

Прохладное грудное обертывание по Васильевой

Процедура применяется в тех случаях, когда повышена температура и можно или необходимо понизить ее без лекарств.

Техника выполнения процедуры

Взять два льняных или другой натуральной ткани полотенца, сложить по длине. Намочить одно полотенце в прохладной воде (чем выше температура тела, тем холоднее должна быть вода) и слегка отжать. Обернуть вокруг грудной клетки больного. Поверх мокрого полотенца обернуть вторым (сухим). Положить больного в кровать под одеяло на 30–40 минут.

Все потогонные процедуры продолжают до тех пор, пока не выступит пот на лбу. После этого процедуру строго рекомендуется закончить.

Полотенце снять и еще на 30 минут оставить больного спокойно лежать в постели. Это обертывание снижает температуру тела, если больного лихорадит. Его можно повторять несколько раз подряд, когда от одного обертывания температура снизилась недостаточно.

Кроме того, для снижения температуры без помощи лекарственных средств можно рекомендовать обтереть больного губкой или кухонным полотенцем, намоченным в воде с уксусом (столовая ложка уксуса на литр теплой воды) или водкой (в тех же пропорциях). Делать это лучше всего прямо в постели, после чего больного надо тепло укутать и дать ему настой или отвар лекарственного растительного сырья, обладающего потогонным действием.

Примечание. После подобных процедур вообще настоятельно рекомендуется потогонный чай или клюквенный морс либо чай с медом и малиной. В случае заболевания верхних дыхательных путей лучше использовать настои трав, смягчающие кашель и улучшающие отхождение мокроты.

Ванны

Формирование ответной реакции организма на воздействие водных процедур происходит сложным рефлекторным путем, ведущая роль в котором принадлежит центральной нервной системе. Раздражение кожи, вызываемое ваннами температурным или химическим путем, стимулирует весьма важные процессы в организме, способствующие очищению его от шлаков.

Общие холодные ванны

Ванны, температура воды в которых ниже 20 °С, называют холодными. Такие ванны способствуют повышению тонуса сердечно-сосудистой системы, улучшают обмен веществ, усиливают венозное кровообращение и лимфообращение, повышают мышечный тонус, снижают артериальное давление.

Начинать принимать холодные ванны лучше летом с обтираний отдельных частей тела холодной водой. Резко опускаться, нырять сразу в холодную воду нельзя, особенно это противопоказано новичкам. Прием холодной ванны должен быть ограничен: для новичков не более 0,5 минуты, в дальнейшем прием можно увеличить до 2–4 минут. После холодной ванны следует растереть кожу сухим грубым полотенцем до появления отчетливой реакции кожи и ощущения тепла.

ПОКАЗАНИЯ:
— бессонница;
— переутомление;
— нарушение аппетита;
— ожирение;
— повышенное артериальное давление.

Глава 4.

Система закаливания П. К. Иванова

У нас есть все основания гордиться тем, что именно в нашей стране жил и создавал свою уникальную систему этот поистине удивительный человек. Порфирий Иванов считал, что и цивилизованный человек должен уметь противостоять природе так же, как это умели делать древнейшие люди. И он всей своей жизнью доказал — это возможно, это доступно каждому, кто неукоснительно следует определенным правилам.

Порфирий Корнеевич Иванов изложил эти правила в своем знаменитом труде — «Детка», и сегодня разработанная им система природного оздоровления и закалки получает все более широкое распространение как в нашей стране, так и за рубежом.

Слово Порфирию Иванову:

«Результаты и достижения моей закалки.

Несмотря на то, что люди науки и условия не помогали, а все время мешали, тормозили и перебивали мою работу, я двигался в ней самоучкой без учителей и теории. Я добился следующих результатов закалки своего организма:

1. Достижения в развитии воли и сознательного управления своим организмом в жизни. В

течение одного года (1934) я приоделся и навсегда отказался от дурных и губительных привычек и всей моей прошлой жизни: пьянства запоем, курения, невоздержанности словах и ругани, буйства, азартной игры в карты, эгоизма, невоздержанного и невежливого отношения к людям, нечестности, религиозности, половых излишеств и распущенности и т. д. И все свои чувства, желания и страсти подчинил своей воле и сознанию.

2. Подчинил своей воле и сознанию физическую сторону и резервные силы своего организма. Научился простаивать на ногах без усталости по несколько суток; обходился без сна тоже по несколько суток, тоже без усталости; обходился без пищи, не терял сил в течение 16 суток фактически и при необходимости и больше; обходился без воды и другого питья тоже по столько же; оставался без дыхания под водой до трех часов подряд; задерживал естественные отправления организма легко и без труда по несколько суток и без всяких последующих расстройств; развил в себе способности к быстрому продолжительному бегу без усталости (для опыта в 1937 году я пробежал от Ворошиловграда до Сталино, половину по бездорожью, 150 километров за 15 часов. Не было цели поставить рекорд, а только развитие дыхания и тренировка воли и нервной системы и т. д.).

3. Научился без вреда, простуды и болезни, а только с пользой для организма переносить и

использовать неблагоприятные внешние природные условия: не бояться солнца, холода, сырости, ветра и дождя, ходя без одежды и обуви в любое время года:

1) Самое жаркое летнее, южное солнце не вредит и не дает ожогов.

2) Без одежды и обуви ходил зимою по морозу.

3) Немцы закапывали меня в снег голого для испытания на полчаса, а когда раскопали, с меня от тепла шел пар.

4) Могу купаться в зимнее время в море и в речке, оставаясь в воде неограниченное время.

5) После бани, распаренный и мокрый, иду домой без одежды по морозу и снегу босой, еще лучше валяюсь по снегу.

6) В зимнее время, при температуре 20 градусов ниже нуля, для пробы я становился на паровозе впереди и ехал чистым телом от станции Глубокой до Миллерово на скором поезде.

7) В шторм, на пароходе, глубокой осенью, под дождем и ветром — тоже обнажен и без простуды.

8) Дожди весенние и осенние, распутицу, туман, лужи и всякую сырость я проходил босой, без одежды, без всякого вреда, а получал от них пользу больше, чем от теплых и тихих дней и квартир.

9) Даже случайно отмороженные до волдырей ноги свои я размораживал обратно на морозе без вреда и всяких следов за несколько часов.

10) Последним высшим достижением моей работы над закалкой своего организма явилось такое развитие защитных сил и способностей и подчинение их своей воле, которое позволило мне не только без вреда переносить любые условия, но побеждать в самом начале любые болезни, и не только в себе, но и в других людях.

Используя эту свою способность и скрытые силы, заложенные в каждом человеке, я легко добивался перелома в течение даже тяжелых многолетних болезней, от которых не могли помочь людям обычными медицинскими средствами врачи. Не занимаясь специально не разрешенной мне лечебной практикой, я только в виде опыта, по просьбе встречавшихся мне больных и страдающих людей, которым никто не мог помочь, излечивал хроническую малярию, паралич, ревматизм, тяжелой формы туберкулез, язву желудка, 12-перстной кишки, рак желудка, астму, дизентерию, экзему, болезни сердца, ангину и грипп, головные боли, аппендицит, венерические болезни, куриную слепоту, трахому и другие болезни.

За все 16 лет моей закалки я ни разу не болел. Факты и достижения моей закалки проверяли немецкие профессора и генералы во время Отечественной войны, когда я попал к ним во время оккупации Донбасса, но я им всего не раскрыл и ничего не говорил о своем методе. Эти факты известны также в Ростовском государственном медицинском институте профессорам Н. Н. Курчакову и А. Б. Когану, у которых я был на учете с 1935 года. Кроме них эти сведения могут подтвердить многие очевидцы, и я могу в любое время повторить их, даже больше.»

Краткая биография П. К. Иванова

Порфирий Корнеевич Иванов родился 20 февраля 1898 года на Украине в русском селе Ореховка под Луганском. Учился в церковноприходской школе, с 12 лет работал в батраках, а с 15 лет на шахте, в тяжелых условиях. Позднее работал в разных местах. В 35 лет жизнь его изменилась. В 30 лет он получил раковое заболевание, никто не мог помочь, болезнь подошла к последней стадии. Тогда с отчаяния он решил ускорить процесс и пошел в мороз раздетым на улицу, чтобы замерзнуть и простудиться. Но желаемого результата не добился, тогда он снова это повторил, и к тому же вылил на себя ведро ледяной воды. Но опять безрезультатно. Он проделывал это несколько дней, и болезнь вдруг стала отступать. Тогда он продолжил свои эксперименты и в конце концов выздоровел. Это произвело на него огромное впечатление — и так начались его поиски. Он стал закаляться и сближаться с природой.

Сначала снял шапку, потом обувь, затем одежду, остался в одних шортах. Все больше и больше времени проводил на природе, она давала ему силы и учила его. Желая проверить, на правильном ли он пути, стал предлагать больным людям проделать то же, что и он, — многие исцелялись. Он искал подтверждения правильности своих действий, и у него получилось исцелить женщину, которая семнадцать лет не ходила.

В результате он добился того, что мог недели проводить в степи в мороз раздетым и без обуви, при этом не заболевал, научился управлять с помощью сознания и воли своим телом и психикой, чтобы не допускать в себя болезнь и слабость, научился обходиться без пищи и воды без всякого вреда продолжительное время (до 108 дней). В то же время он начал пропагандировать свой метод оздоровления и помогал другим побеждать болезни.

Постепенно Порфирий Корнеевич развил и сформулировал свод правил своей закалки и его условно назвали «Детка» (так он обращался к каждому человеку). Этот свод также был отослан в Кремль Л. И. Брежневу. До этого Иванов передавал свое учение устно и отношение властей к нему было настороженное (провел за свою жизнь в сумме 12 лет в тюрьмах и психиатрических больницах).

Учитель умер в 1983 году, оставив людям учение, записанное в его тетрадях (которых известно уже более 250), «Детке», письмах к властям и ученым.

Сейчас у этой системы оздоровления тысячи последователей, которые пытаются разобраться в наследии Иванова, так как это, безусловно, особое мировоззрение, новый взгляд на человека и природу, а не просто один из множества существующих методов закалки организма.

В подтверждение этому последнему утверждению приведем здесь еще один фрагмент из трудов Учителя.

«Мой метод закалки дает не только обычную закалку организма против холода и простуды, но заключается в пробуждении и развитии всех внутренних скрытых защитных сил механизмов организма, благодаря которым человек может без вреда и даже с пользой переносить любые неблагоприятные условия, а также предупредить и победить любую болезнь, включая заразные и даже болезни, причины, источники которых еще совсем не известны.

Главное в моем методе — не обычное постепенное приучение организма к неблагоприятным внешним условиям и не система внешних физических упражнений и воздействий на организм, что является длительным и малоэффективным, а психотехнические приемы пробуждения, развития и сознательного управления внутренними силами и способностями нервной системы, особенно ее резервными силами и механизмами обогревания и иммунитета.

Самым главным из этих психотехнических приемов закалки, по моему методу, является, имеет самое главное значение прием прямого пробуждения и включение в действие всех этих сил и механизмов, потому что они были уже, уже есть готовые и могучие в каждом человеке, но только находились в глубоко заторможенном и скрытом состоянии, не были известны человеку и не подчинялись его воле и сознанию.

Дальнейшая закалка заключается в приведении в порядок этих механизмов, ослабленных и расстроенных из-за незнания и дурного образа жизни, потом — в подчинении этих механизмов сознанию и воле путем систематических упражнений и в развитии, укреплении и зарядке в самих этих механизмах путем использования различных приемов, условий и сил Природы, а также в открытии, использовании новых, еще неизвестных, скрытых сил нашего организма и Природы.»

Современный взгляд на учение П. К. Иванова

Природное воспитание как система

Как это часто бывает, на протяжении многих лет при жизни ее создателя система П. К. Иванова не только не была воспринята всерьез и тем более надлежащим образом изучена, более того, самого Иванова всячески преследовали, в самом лучшем случае считали просто чудаком. Сегодня мы видим, что его методика закалки тела и духа содержит в себе новое мировоззрение, определяющим моментом которого служит единение с природой и осознанный подход к здоровому образу жизни.

Сегодня уже ясно, что основной упор теперь

нужно делать не на доказательства истинности либо эффективности системы П. К. Иванова, которые и так уже подтверждены несчетное количество раз, — не говоря уже о том, что их блестяще подтвердил сам Учитель на протяжении своего пятидесятилетнего единения с природой. На данном этапе пришла пора искать реальные методы внедрения этой системы в жизнь и найти формулы подачи ее в тех или иных условиях для различных контингентов.

Внедрение системы Учителя Иванова должно в первую очередь базироваться на философских аспектах его учения, суть которого в предложении нового взгляда на роль человека в природе, в формировании основ природного мышления, которое отражается в совершенствовании тела и гармоничном развитии психологии человека в единстве с природными явлениями. Всему этому необходимо дать практическое, реальное развитие: ведь система П. К. Иванова — это прямой путь не только к здоровью каждого конкретного ее приверженца, но и к воспитанию нового, по-настоящему здорового поколения.

Закаливание как совершенствование всего организма

Теперь очень часто можно слышать о возврате к природе. Действительно, учиться у природы необходимо — это дает человеку ноьые качества, его мышление становится более разумным и гибким, не говоря уже о пользе для собственно физического здоровья. Природа, если найти с ней общий язык, дает ответы на множество вопросов, она дает основу для здоровья любого человека. Девиз П. К. Иванова «Свое поставить и никому не помешать» показывает дорогу к возрождению нового отношения к себе и другим, к природе, которая способна открыть душу и сердце каждого человека, и в этом важнейшая часть учения о природном оздоровлении, это своего рода философская система, а отнюдь не просто способ меньше болеть и не бояться холода.

Не секрет, что в ходе развития современной технологической цивилизации человек уже давно отошел от естественного хода своей эволюции. Изнеженность и привычка к «парниковым» условиям проявляется все сильнее в каждом последующем поколении. Природное воспитание ребенка, которое заключается в том, чтобы он сохранил и развил в себе естественные качества, заложенные природой, есть один из важнейших аспектов практического применения системы П. К. Иванова, так как это открывает путь к появлению нового и здорового поколения.

История развития человека всегда была связана с природными процессами, происходящими на Земле. Уже имеется достаточно доказательств, что Земля, человек и даже вся вселенная имеют вполне определенные единые качества, они схожи между собой во многих отношениях. Грубые отклонения от природных ритмов, столь свойственные нашему времени, вызывают стресс, напряжение, конфликты и, в конечном счете, значительно сокращают естественный срок жизни человека.

Единение с природой, возврат к ней кажется таким логичным, само собой разумеющимся, но для того, чтобы осуществить это на деле, нам предстоит еще очень многому учиться, пересмотреть многие устоявшиеся взгляды на жизнь.

В настоящее время и медицина, и другие науки (физиология, гигиена и т. д.) располагают неоспоримо объективным материалом, который свидетельствует о насущности, необходимости закаливания. Тем не менее было бы неправильно понимать закаливание как некую самоцель. Оно должно служить не только ценным средством сохранения и укрепления здоровья, но и способствовать всестороннему развитию многих духовных качеств.

Общие принципы

Закаливание организма, бесспорно, лучше всего начинать с самого раннего детства, однако не поздно и в любом возрасте. Потому что оно является не только средством повышения устойчивости к холоду человеческого организма, но также самым эффективным, если не единственным методом совершенствования и тренировки его защитных механизмов. Закаливание является могучим средством, обеспечивающим нормальное развитие ребенка, но оно же есть средство обретения пошатнувшегося здоровья для всех людей. Это основная причина, почему закаливающие процедуры должны занять прочное место в ритме жизни современного человека. Совершенно не вызывает сомнений огромная роль закаливания в профилактике простудных заболеваний, известно, что закаленные люди, как правило, не простужаются вовсе. Но простудой перечень заболеваний, от которых защищает человека закаливание, отнюдь, разумеется, не исчерпывается.

Что такое закаливание? Пожалуй, прежде всего — холод. Между тем в наши дни у большинства людей отношение к холоду как к целительному фактору совершенно неадекватное и в принципе неверное. В ходе развития нашей цивилизации по порочному техногенному пути сформировался весьма устойчивый негативный настрой в отношении холода в принципе, в основном за счет страха перед ним. Нужно осознать, что страх этот просто-напросто программируется всем укладом жизни в первую очередь, и лишь во вторую этот психологический барьер обусловлен исторически.

Закаливание воздействием холода характеризуется следующими основными моментами:

— закаливание есть система закаливающих моментов в ритме дня, а не только какая-либо одна закаливающая процедура. Это процесс, закладывающийся на всю жизнь, определяющий формирование мышления и деятельности;

— закаливание — это активный процесс. Он предполагает намеренное использование естественных холодовых воздействий с целью тренировки всех защитных механизмов организма, и в частности тренировку физиологических механизмов терморегуляции, обеспечивающих поддержание температуры тела на относительно постоянном уровне, независимо от внешней среды (воздуха или воды);

— при закаливании холодовыми воздействиями организм отвечает эффектами (реакциями) двух видов: специфическими и неспецифическими. Специфический эффект заключается в повышении устойчивости организма именно к холоду, т. е. к тому воздействию, которое использовалось в процессе закаливания. Неспецифический эффект заключается в одновременном повышении устойчивости и к другим воздействиям, например, к недостатку кислорода.

То есть, если трактовать это в свете идей П. К. Иванова, здесь помимо естественного равновесия с природой развивается также устойчивость к действиям, направленным против нее самой (техногенные — химические и другие виды искусственного негативного воздействия, искажающие и наносящие природе вред).

Здесь нужно подчеркнуть, однако, что *специальное* закаливающее действие, например, обтирание только груди холодной водой, вырабатывает *специфическую* устойчивость к охлаждению. В данном случае устойчивость к холоду проявляется в полной мере при охлаждении груди: при охлаждении других участков тела ее проявление будет менее значительно.

При охлаждении тела или частей тела, например, рук, желательно знать определенные стадии в реакции кожи. Первая из них — побеление, связанное с сокращением просвета кожных сосудов, образование «гусиной кожи» и появление так называемого первичного озноба. Дальнейшее охлаждение сопровождается расширением кожных сосудов, покраснением кожи, она становится теплой. Это вторая стадия. При умеренных охлаждениях открытые части тела (лицо, руки) могут пребывать во второй стадии длительное время. Человек при этом не ощущает действия холода. Продолжение воздействия холода вызывает появление третьей стадии — вторичного озноба. Симптомы его следующие: кожа снова бледнеет, приобретает синюшный оттенок. Ее сосуды расширены, наполнены кровью, способность их сокращаться ослаблена. Выработка тепла химической терморегуляцией оказывается недостаточной. Губы также синеют. При вторичном ознобе может произойти переохлаждение организма и развиться заболевание. У незакаленных и ослабленных людей вторая стадия может не появиться, а сразу наступить третья — переохлаждение со всеми вытекающими из этого негативными последствиями.

Установлено, что главной причиной возникновения простудных заболеваний зачастую является не сильное и резкое воздействие холода, а замедленное слабое охлаждение части кожной поверхности. Короткие, но резкие перепады температур (10–15 °С) приводят к быстрому восстановлению температуры охлаждаемого участка. Чем быстрее осуществляются энергетические затраты органа, системы или организма в целом, тем скорее протекают и восстановительные процессы в них. Отсюда следует, что для воспитания оптимальной устойчивости организма к охлаждению тренировку желательно производить к возможно более широкому диапазону перепадов температур по времени и силе воздействия.

Таким образом, недостаточная интенсивность и время воздействия холода не приводят к выработке устойчивости к охлаждению. Понимая данную особенность формирования закаленности человеческого организма, можно понять, почему очень многие методики закаливания с постепенным снижением температуры, считавшиеся ранее хрестоматийными, не давали должного эффекта на практике.

Целительный холод

> **Холод бросает в организм**
> **гормон здоровья.**
> ***П. К. Иванов***

Влияние холода затрагивает практически все системы человеческого организма. При понижении внешней температуры уже на 1 °С у человека в покое прирост обменных процессов составляет до 10%, а при интенсивном охлаждении они могут возрасти в 3–4 раза в сравнении с уровнем основного обмена. Академик В. В. Парин, изучая местные термические воздействия на работу сердца человека, установил, что вода температурой 6–8 °С, в которую опускали кисть или стопу, увеличивала минутный объем сердца на 25–30%, и это увеличение сохранялось в течение часа, постепенно снижаясь. Оно происходило только за счет возрастания ударного объема, так как сердечный ритм во время опыта не меняется.

У закаленного человека увеличение теплообразования к холоду больше, чем у незакаленного. Поэтому кратковременное обливание холодной водой и последующая регуляция временного интервала пребывания на воздухе не могут привести к переохлаждению. В то же время происходит перераспределение крови в сосудистой системе, ведущее к увеличению венозного притока крови к сердцу и увеличению его минутного объема на 25–30%.

Учитывая эти закономерности, понятно, что регулярное закаливание организма холодом благоприятно сказывается не только на самой холодовой устойчивости, но и на состоянии неспецифических иммунных реакций организма. В частности, происходит увеличение секреции гормонов коры и мозгового слоя надпочечников, а также гормонов щитовидной железы с одновременным повышением утилизации этих гормонов тканями. Более высокая активность гормонов успешно позволяет организму бороться с различными инфекционными заболеваниями.

Часто можно слышать, что обливание тела холодной водой может привести к переохлаждению всего организма. Однако еще И. П. Павлов писал, что организм человека можно представить себе состоящим из «сердцевины» с постоянной температурой и «оболочки», меняющей свою температуру в зависимости от температурных условий внешней среды. Постоянная температура «сердцевины» поддерживается химической терморегуляцией. Прирост тепла (до трех раз) может происходить за счет непроизвольных мышечных сокращений. Организм из потребителя энергии становится ее генератором.

Но нельзя забывать и о том, что система Иванова — это не только закаливающие процедуры, в ней содержится нечто гораздо большее, нежели выработка устойчивости к холоду или даже повышение естественного иммунитета. И невозможно более кратко, точно и доступно изложить тот путь к совершенствованию, который предлагает П. К. Иванов, чем сделал это он сам в своей знаменитой «Детке».

«Детка» Порфирия Иванова

«1. Два раза в день купайся в холодной природной воде, чтобы тебе было хорошо. Купайся в чем можешь: в озере, речке, ванной, принимай душ или обливайся. Это твои условия. Горячее купание заверши холодным. Закаливание холодной водой имеет большую пользу, это есть пробуждение центральной нервной системы. Утром и вечером надо купаться в холодной воде:

поднялся с постели, в первую очередь берись за холодную воду — купайся, а потом принимайся за работу. А также вечером. Пробуждайтесь, все люди, этим моим советом — это есть естественное, природное самолечение, самоухаживание за собою. Вода есть сила. Холодная вода, она же живая естественная — она может все сделать, она помогает телу создавать внутри тепло — не то тепло, которое в шубе или в одежде, а то тепло, которое находится в нашем органическом теле. В ней есть ток, магнито. Она нам дает все, она помогает человеку в его разуме. Холод бросает в тело гормон здоровья. Холод лечит всякого рода болезнь: это одно из всех лекарств лекарство.

2. Перед купанием или после него, а если возможно, то и совместно с ним, выйди на природу, встань босыми ногами на землю, а зимой на снег, хотя бы на 1–2 минуты. Вдохни через рот несколько раз воздух и мысленно попроси себе и пожелай всем людям здоровья. Земля — живой ток, по чему можно ходить босыми ногами. Земля током окружила, держать на ногах стала, она живая вечно. Снег — самый климатический дар в природе. Когда первый снежок ложится, он пробудительно все делает: когда с любовью приблизишься, то это и есть снежное пробуждение. Это не обман, а чистая правда. Если бы я лично своим телом этого чувства не имел между собою и Природой, я бы не имел сдвига к хорошей и положительной стороне в Природе. Холод мобилизует защиту организма. Живое ка-

чество холода все клетки поднимет. Самое главное — воздух, он же живой. Вся сила во вдохе и выдохе, но никто этого не опознал. Чистый воздух, глубокий вдох и выдох — это самое мгновенное пробуждение центральной нервной части мозга. Надо тянуть воздух с высоты атмосферы через гортань до отказа, он с высот падает. Обязательно надо проглотить, чтобы пользоваться им так, как наелся до отказа. Воздух — это неумираемый азот, а в азоте вся жизнь.

3. Не употребляй алкоголя и не кури. Кто курит и пьет, тот в своем теле сердце непригодное делает, особенно, если человек самозакаляется. Курение — это физическая болезнь.

4. Старайся хоть раз в неделю полностью обходиться без пищи и воды с пятницы 18 часов до воскресенья 12 часов. Это твои заслуги и покой. Если тебе трудно, то держи хотя бы сутки. Мы привыкли с жадностью кушать, да еще побольше, да получше, привыкли к излишеству пищи. Обильная еда голову ясности лишает. А Иванов нашел в Природе все возможности 42 часа времени в неделю сознательно терпеть без пищи и воды для разгрузки желудка: даю отдых всему организму. Без терпенья ничего не сделаешь. Сознательное терпенье не для какой-нибудь цели, а ради всех. Это терпение не в голоде, а в здоровье.

5. В 12 часов дня воскресенья выйди на природу босиком и несколько раз подыши и помысли, как написано выше. Это праздник твоего тела. После этого можешь кушать все, что тебе нравится. Будет нам, что покушать, мы покушаем, а не будет — пробудем так.

6. Люби окружающую природу. Природа любит тех, кто любит ее, она такого человека не наказывает.

7. Здоровайся со всеми везде и всюду, особенно людьми пожилого возраста. Хочешь иметь у себя здоровье — здоровайся со всеми. Мы ведь все люди одинаковы в Природе, значит, должны уважение, почет друг другу оказывать, когда идешь по дороге и встречаешься со сторонними людьми, стариками и старушками, мы должны со всеми людьми вежливо поступать — здороваться. Что мы этим достигаем? Своими словами пробуждаем сторонних на хорошую сторону, чтобы они знали, что про них не забывают. За наше хорошее вы тоже получите хорошее от Природы.

8. Помогай людям чем можешь, особенно бедному, больному, обиженному, нуждающемуся. Делай это с радостью. Отзовись на его нужду душою и сердцем. Ты приобретешь в нем друга и поможешь делу мира! Это как залог нашего здоровья. И за это хорошее сделанное не будешь наказан ничем от Природы и получишь только хорошее.

9. Победи в себе жадность, лень, самодовольство, стяжательство, страх, лицемерие, гордость. Верь людям и люби их. Не говори о них несправедливо и не принимай близко к сердцу недобрых мнений о них.

10. Освободи свою голову от мыслей о болезнях, недомоганиях, смерти. Это твоя победа.

11. Мысль не отделяй от дела. Прочитал — хорошо, но главное — делай! Не веришь — не надо. Берись и делай... А получишь — поверишь... тогда и понятия придут.

12. Рассказывай и передавай опыт этого дела, но не хвались и не возвышайся в этом. Будь скромен. Природа дает здоровье скупо и по заслугам.

Иванов Порфирий Корнеевич.»

Заключение

Сегодня система Порфирия Иванова находит не только все новые теоретические подтверждения, но и внедряется в практику. Как один из впечатляющих примеров можно назвать добровольное общество «Истоки» им. П. К. Иванова при Самарском государственном педагогическом институте им. В. В. Куйбышева (научно-исследовательская лаборатория «Здоровье»). Здесь в результате длительной работы созданы практические методики использования принципов системы Учителя Иванова, в частности, по закаливанию детей дошкольного возраста, и даже разработаны на основе богатого практического материала определенные методические рекомендации для работников дошкольных учреждений.

Основные *принципы закаливания* системы П. К. Иванова, которые позволяют достичь желаемых результатов, кратко приведены ниже.

Регулярность. Суточные ритмы наиболее эффективны и устойчивы в организме, им подчиняется деятельность многих органов и систем. При ежедневных занятиях, которые проходят в одно и то же время суток, эффективность процедур возрастает.

Постепенность. Постепенное увеличение нагрузки и поэтапный переход к более сильным формам закаливания позволяют медленнее, но зато увереннее достигать результата.

Интенсивность. Сила воздействия должна быть выше привычных температурных норм постоянной среды обитания. Чем интенсивнее воздействие, тем ярче ответная реакция организма. Закаливающий эффект будет выше там, где применяли более холодную воду меньшее время в сравнении с тем, когда использовали воду потеплее, но долгое время.

Сочетаемость общих и местных охлаждений. Скажем, при обливании стоп тело остается незакаленным, и наоборот, обливание до пояса не обеспечивает устойчивость стоп к холоду. Оптимальная устойчивость организма — при чередовании общих закаливающих процедур с местными, направленными на наиболее чувствительные к действию холода области (стопы, носоглотка, поясница).

Многофакторность природного воздействия, т. е. использование солнца, воздуха, земли, снега и обращение к ним непосредственно на лоне природы (купаться не в бассейне, а в реке, ходить босиком не только по полу, но и по мягкой тропинке, по снегу во дворе и т. д.).

Комплексность. Процедуры закаливания должны восприниматься шире, нежели просто обливание водой. Это и прогулки, и бег, и сон на свежем воздухе, и баня.

Положительный эмоциональный фон. Ощущение процедуры должно оставаться на грани приятного, с учетом всех индивидуальных особенностей психики и физиологии ребенка, а также состояния его здоровья.

Таким образом, главной особенностью природного оздоровления П. К. Иванова следует считать систему закаливания, формирующую веру в здоровый образ жизни, а не комплекс поведенческих стереотипов. Система в целом состоит из нескольких, постоянно сменяющих друг друга ступеней оздоровления, начинаясь дома, с пробуждением, продолжаясь в течение дня и заканчиваясь вечером перед сном.

Глава 5.

Примерный комплекс водных закаливающих процедур

Обтирание — наиболее мягкодействующая водная процедура, которую можно без опасений использовать не только здоровым, но и ослабленным людям. Обтирания способствуют повышению сопротивляемости кожи инфекциям. Одновременно улучшается кровообращение, что положительно сказывается на работе внутренних органов, нервной системы, а также повышает общий тонус. Систематические обтирания не только делают кожу молодой и эластичной, но и являются хорошим закаливающим средством. Кроме того, они рекомендуются при хронических сердечных заболеваниях, нарушениях кровообращения, нарушениях теплообмена и ослаблении мускулатуры. Выполняется процедура следующим образом. Смоченным концом полотенца или рукавичкой обтирают руки, шею, грудь, живот, ноги, спину, сразу же вытирая насухо, до легкого покраснения кожи и приятного тепла. Обтирания проводятся или сухим, или влажным методом.

— Сухое обтирание проводится не слишком мягкой щеткой, с силой, на следующих частях тела: ступнях, икрах, бедрах, руках, груди, животе, плечах, спине, тазу. Грудь, живот и суставы обтираются вращательными движениями. Воздействие улучшается при применении после обтирания водных процедур.

— Влажное обтирание: нужно периодически мочить щетку в горячей воде, предпочтительно при этом стоять в тазу с теплой водой. В заключение сделать холодное обтирание. При наличии душа можно применять обтирание под струящейся водой. После этого принять легкий холодный душ и вытереться насухо.

Обливание — прекрасное средство закаливания, простое и доступное. Вначале надо проводить обливание теплой водой, затем комнатной температуры, постепенно доводя длительность процедуры до 2 минут и снижая температуру воды до +15 °С.

После обливания желательно сделать легкий самомассаж, который воздействует на кожные рефлексогенные зоны. При этом тело быстрее высыхает и согревается. Оптимальным считается массаж по Мюллеру; выполняется он следующим образом.

— Стоять прямо, правая стопа подошвой растирает верхнюю часть стопы левой ноги. При этом правая рука круговыми движениями растирает верхнюю часть спины, шею, левая рука поясницу. Выполнить 20–30 раз. Поменять руки и ноги.

— Стоять прямо, носки и пятки вместе. Начиная с подбородка, кисти рук внутренней стороной, не касаясь головы, проходят вокруг головы. Кисти рук касаются шеи с небольшим усилием, грудь проходится по сторонам выше сосков, затем кисти рук идут назад на поясницу, соединяясь вместе. Корпус сгибается в пояснице. Кисти рук скользят по телу от ягодиц до пяток, переходят спереди на пальцы ног и скользят по поверхности вверх к середине живота, груди, шее, не касаясь головы, назад за голову. Корпус разгибается в пояснице. Выполнить 20–30 раз.

— Массаж рук. Правая кисть руки скользит по внешней поверхности левой руки до максимально возможного положения, за спину на плечевом поясе, возвращается и скользит по внутренней поверхности левой руки, возвращается обратно, по ребру левой руки до лопатки сзади, при этом левая рука сгибается, и кисть ее переходит на правое плечо и возвращается по правой руке до кончиков пальцев кисти рук. Повторить 20–30 раз на одной и другой руке.

— Массаж верхней части живота и груди. Ноги на ширине плеч. Положить кисти рук ладонями навстречу друг другу, со смещением, с широко разведенными пальцами на верхнюю часть живота и груди. Поворачивать корпус то в правую, то в левую сторону до максимально возможного положения. Кисти рук скользят по груди в ту же сторону. Делать 4 раза в одну сторону, 4 раза в другую. Всего 4–6 циклов.

— Массаж отдельных групп мышц и частей тела.

— Массаж живота — по часовой стрелке.

— Массаж поясницы: тыльной стороной руки сильно растереть поясницу. Массаж плечевого пояса, спины делаем щипковыми движениями. Массаж головы, лица, шеи производим умеренно сильными растирающими движениями.

— Массаж спины: правая рука идет впереди вверх до уровня плеча, левая — растирает поясницу. Поменять руки. Делать 3–5 раз.

— Вращательное движение корпуса: сильный взмах руки в горизонтальном направлении. Правая кисть тяжелая. Сильный взмах (концентрация внимания на кисти). Поменять руки.

— Массаж бедер. Стойка: ноги шире плеч, ступни параллельны, левая нога полусогнута, правая прямая. Обхватить руками правое бедро от коленного сустава и скользить вверх по правому бедру до живота, слегка касаясь живота, скользить вниз по левому бедру, причем левая нога прямая, правая полусогнута и т. д. Выполнить 20–30 раз.

— Стойка: пятки, носки вместе, корпус прямой. Не сгибаясь, поднять левое колено, прижать его к груди и, начиная от пальцев ног, скользить руками по поверхности ноги, поднимаясь до паха (аналогично движению надевания чулок на ногу), поменять ногу. Выполнить 20–30 раз.

Глава 6.

Отдельные методики лечения холодом и закаливания в домашних условиях

Холод применяют при ушибах, кровотечениях, острых воспалительных процессах, в качестве болеутоляющего средства и т. д. Холодный компресс можно держать около суток на больном месте с перерывами.

Основные методы применения холода в домашних условиях: пузырь со льдом или холодный компресс. Пузырь оказывает действие, подобное холодному компрессу, но местное охлаждение при этом более выраженное: охлаждается не только кожа, но и подлежащие ткани. При этом сокращаются мелкие кровеносные сосуды, ограничиваются острые воспалительные процессы, уменьшаются боли. Холод также способствует остановке кровотечения.

Пузырь со льдом

Для местного применения холода чаще всего используют резиновый пузырь со льдом, в котором температура сохраняется более длительное время. Пузырь заполняют наколотым льдом наполовину, выпускают воздух и плотно завинчивают пробку. Пузырь заворачивают в полотенце и прикладывают к месту ушиба или воспаления сеансами по 20–30 минут с перерывами на 5–10 минут. Чтобы избежать давления, можно подвесить пузырь над больным местом. По мере таяния льда его меняют. Если пузырь становится мокрым, его необходимо протереть.

При отсутствии пузыря его можно заменить обычной грелкой, которую заполнить колотым льдом или залить водой и заморозить в холодильнике.

ОСНОВНЫЕ ПОКАЗАНИЯ:

Применять пузырь со льдом рекомендуется при:

— ушибах;

— приливах крови к голове;

— острых воспалительных заболеваниях (в том числе молочной железы у кормящих матерей; при задержке оттока молока эта процедура — эффективное средство профилактики мастита).

Холодный компресс

Такой компресс не только охлаждает место приложения и вызывает сужение сосудов, но и снимает боль. Накладывают холодные компрессы при свежих травматических повреждениях мягких тканей, суставов, связок, при местных воспалительных процессах, сильном сердцебиении, носовых кровотечениях. При головной боли вследствие прилива крови к голове, при психическом возбуждении, при тепловых процедурах, вызывающих прилив крови, показан холодный компресс на голову. Сложенный несколько раз кусок ткани, смоченный холодной водой (со льдом) и отжатый, накладывают на больное место на 2–3 минуты, затем заменяют на новый.

Душ

Душ, как и ванна, может быть комфортным (при температуре воды 32–34 °С), теплым (35–37 °С), прохладным (24–31 °С) и холодным (ниже 24 °С). Для закаливания душ лучше принимать утром, после гимнастики

Все знают о том, что утренний душ бодрит, а вечерний снимает усталость. Наиболее эффективен и в том, и в другом случае контрастный, или переменный, душ. Это объясняется тем, что когда попеременно используется вода разных температурных режимов, душ оказывает мощное воздействие на сосудистую систему: теплая вода расширяет кровеносные сосуды, холодная, напротив, сужает их. В результате сосудистая стенка приобретает необычайную эластичность.

Не менее полезно и то тонизирующее воздействие, которое контрастный душ оказывает на кожу. А никого не нужно убеждать лишний раз в том, что упругая и эластичная кожа — один из главных залогов вашей красоты и молодости.

Струи воды производят эффект, вполне сравнимый по воздействию со средней интенсивности массажем, о полезности которого не нужно лишний раз напоминать.

И это еще далеко не все: за счет «сосудистой гимнастики» улучшается кровообращение, нормализуются все без исключения обменные процессы в организме. Поэтому тонизирующий эффект распространяется и на нервную систему. Вот почему не рекомендуется душ (особенно контрастный) незадолго до сна.

ОСНОВНЫЕ ПОКАЗАНИЯ:

— невроз (теплый или комфортный душ, по 3–5 минут);

— при общей слабости и упадке сил (прохладный, 2–3 минуты);

— при ожирении (прохладный, 3–5 минут);

— душ как закаливающая процедура (с постепенным снижением температуры, начиная с 34 °С и доводя до 20 °С).

При геморрое показан восходящий или промежностный душ, методика проведения которого в домашних условиях должна быть описана более подробно. Больному нужно присесть на корточки, подведя душ с гибким шлангом так, чтобы струи воды вертикально попадали на область промежности. Температура воды должна быть 35 °С и постепенно снижаться до 25 °С. Курс такого лечения при геморрое составляет 15–20 процедур (ежедневно, по 3–5 минут).

Контрастная ванна

Это отличное закаливающее средство. Процедура проводится следующим образом. В ванну наливают воду комфортной температуры; больной ложится в нее. Через 5 минут, когда он согреется, быстро садится на перекладину. Вынимает ноги из воды, опираясь ими на внутренний край ванны, быстро обливается (или его обливают) из душа прохладной водой (начиная с ног). После этого сразу же ложится в теплую ванну (в нее добавляют немного горячей воды) и через 5 минут обливается снова. Каждый раз согреваться в ванне, чтобы не было чувства озноба. А каждое холодное обливание начинать с ног. Потом очень быстро обливать все тело. После 5–6 чередований появляется чувство легкости в груди, знакомое всем, кто ходит париться в баню. Кончать процедуру необходимо прохладным обливанием, тщательным растиранием всего тела, отдыхом и потогонным питьем.

Можно заменить ванну приемом контрастного душа. Вначале поливают себя горячей водой приемлемой температуры; согревшись, переключив кран, быстро обливаются (начиная с ног) более холодной водой так, чтобы перепад температуры был чувствителен. Затем снова теплый душ, чуть горячей, и снова более прохладное обливание. Повторяют это 5–6 раз до появления ощущения бодрости. Закончить надо в обязательном порядке прохладным обливанием, после чего тщательно растереться, лечь в постель и попить потогонный чай с медом и лимонным соком.

Контрастные ванны и душ наиболее показаны тем больным, которые ранее пользовались ими для закаливания. У незакаленных, неподготовленных детей и взрослых применение контрастных процедур во время острого респираторного заболевания может вызвать обострение хронического, вяло текущего процесса. Для детей, которых обычно сильно кутают, лучше рекомендовать различные обертывания. Применение холодной воды возможно только для достаточно крепких людей.

Холодные обливания

Обливания водой — это закаливающая, оздоровительная и отчасти гигиеническая процедура, которую использовали уже в глубокой древности. Затем обливания стали сочетать с ваннами и полуваннами.

Холодная вода раздражает терморецепторы кожи, которые посылают сигнал в центральную нервную систему, регулирующую температурный режим организма. Оттуда подается сигнал сосудистой системе на сужение. Этим самым организм защищается от переохлаждения. Каждый из нас замечал явление «гусиной кожи», когда становится холодно. Это результат сужения сосудов, которые ограничили поступление крови, и кожа стала бледная. Зато кровь из сосудов переходит на другие органы, активизируя их работу. В результате этих процессов в организме вырабатывается большое количество энергии и происходит согревание. Сосуды снова расширяются, согретая кровью кожа розовеет. Но если существуют нарушения в терморегуляции и при охлаждении сосуды не сужаются, наступает спазм артериол, по которым кровь притекает к коже, капилляры и вены расширяются, кожа становится синюшно-красной, в ней нарушаются обменные процессы. Происходит переохлаждение организма.

Поэтому очень важно относиться к закаливанию осторожно и постепенно приучать свой организм к воздействию низких температур.

Контрастное обливание

В качестве закаливающей процедуры очень эффективно контрастное обливание, которое предусматривает разницу температур в 10–15 °C. Проводить обливания нужно при температуре окружающего воздуха около 15–16 °C быстро, чтобы кожа слегка покраснела. Предварительно обмойте прохладной водой лицо, шею, кисти рук и подмышки. Это важно для начинающих и неподготовленных к контрастным температурам. Важно после процедуры насухо обтереться полотенцем, а лучше всего произвести растирание всего тела. Вместо растирания некоторые специалисты рекомендуют делать гимнастику для согрева. Важно, чтобы помещение, в котором вы будете находиться после обливания, было достаточно теплым и без сквозняков.

Общее обливание

Общее обливание назначают при вегето-сосудистой дистонии, начальной стадии гипертонической болезни, обменных нарушениях, болезнях кожи.

Местное обливание

Местные или частичные обливания назначают в основном в качестве закаливания. Но они могут быть использованы и для лечения отдельных заболеваний, и для нормализации кровообращения в коже и подкожно-жировой клетчатке.

Зная о строении вегетативной системы человека и о рефлекторной физиотерапии, можно воздействовать обливаниями на определенные участки тела с конкретной целью (например, курс для снижения веса). На этом же принципе основаны иглоукалывание, воздействие теплом, электричеством, точечный массаж.

Влажные укутывания

ПОКАЗАНИЯ:
— бессонница;
— переутомление;
— болезни почек;
— подагра;
— ожирение;
— хронические заболевания суставов и мышц ревматического характера.

ПРОТИВОПОКАЗАНИЯ:
— туберкулез легких с повышенной потливостью;

— заболевания сердечной мышцы в стадии декомпенсации;

— заболевания кожи.

Стоун-терапия (охлаждение камнями)

Данный метод подразумевает использование нагретых камней базальтовых пород (или, в нашем случае, наоборот, холодного мрамора) для массажа. В стоун-терапии используется два типа камней — базальт, обладающий большой теплоемкостью для нагревания, и мрамор, который используют для снятия болевых симптомов как раз за счет его охлаждающих свойств.

МЕХАНИЗМ ДЕЙСТВИЯ И ПОКАЗАНИЯ

Метод оказывает влияние на человеческий организм сразу по нескольким направлениям:

— благотворно влияет на иммунную, лимфатичскую, дыхательную, кровеносную системы;

— стимулирует защитные силы организма;

— снимает болевые симптомы и расслабляет мышцы;

— нормализует нервную систему и снимает стресс.

Камень, который предполагается использовать для стоун-терапии, не должен иметь трещин, а по форме должен быть более-менее обтекаемым, но не круглым, чтобы мог удерживаться на теле, без острых углов. Для домашней стоун-терапии понадобится несколько средних по размеру (диаметром 10–15 см) и мелких камней. Мрамор приобрести несложно — он всегда есть в специализированных магазинах, торгующих отделочным камнем.

Камни можно не только класть на тело, но и проводить с их помощью массаж — легкими круговыми движениями, без излишнего нажима. Холодные процедуры используются в основном для того, чтобы стимулировать организм, поднять его защитные силы, а также для снятия воспалений (камень является мягким аналогом ледяного компресса).

Главное преимущество стоун-терапии в том, что параллельно с охлаждением можно провести эффективный массаж.

ПРОТИВОПОКАЗАНИЯ:
— кожные заболевания;
— травмы кожи;
— острые инфекционные заболевания;
— болезни печени и почек в тяжелой стадии;
— туберкулез;
— злокачественные опухоли.

Клизмы

Это всем знакомая процедура, когда в прямую кишку вводят какую-либо жидкость для послабления или же опорожнения кишечника, является также одним из вариантов использования холода в лечебных целях.

Техника процедуры

Жидкость подготавливают заранее, смешивают в отдельном сосуде, а затем переливают в кружку Эсмарха. Положение тела пациента —

на левом боку, с подтянутыми к животу коленями, или в коленно-локтевом положении, в котором введение жидкости облегчается, так как снижается внутрибрюшное давление.

Кружку вешают или держат на высоте примерно метра над больным. Наконечник обильно смазывают вазелином, открывают кран кружки, несколько слив воду, для устранения воздуха в трубке, затем закрывают.

Раздвинув ягодицы, наконечник вводят в задний проход очень осторожно, легкими вращательными движениями. Введя трубку наконечника на глубину 10 сантиметров, нужно открыть кран, и во все время вливания следить за тем, чтобы ток жидкости был равномерным и не очень быстрым.

Часто уже в самом начале вливания могут появиться боли или позывы. Если эти ощущения усиливаются, необходимо замедлить ток жидкости, опустив немного кружку, или ненадолго закрыть кран, приостановив поступление воды.

Опорожнительные клизмы делают для того, чтобы вызвать стул. В качестве жидкости применяется чаще всего обычная вода в объеме 1,5 литра при температуре 20–25 °С. Более холодную воду применять не следует, так как это может вызвать раздражение кишечника и боль при манипуляции. Давление воды, при котором делается клизма, также не должно быть излишне высоким, поэтому кружку не следует поднимать выше чем на метр.

В заключение — несколько практических советов.

Холод — прекрасное болеутоляющее средство. Сейчас, когда в каждой квартире есть холодильник с морозильной камерой, это эффективное средство стало общедоступным.

Чаще всего льдом пользуются при ушибах и незначительных травмах. Ушибленное место надо сразу же растирать льдом или каким-либо замороженным продуктом из морозильника в течение как минимум получаса, с обязательными перерывами через каждые пять минут.

Прикладывание холодного компресса оказывает не только болеутоляющее действие. Уже через несколько минут после его применения ток лимфы и крови в сосудах сокращается вдвое. Поэтому если к лечению холодом приступить немедленно, то даже при сильном ушибе не появится отек и не останется синяка. Но процесс должен прерываться через каждые три-пять минут: особенно в тех случаях, когда появляются болевые ощущения от холода. Иначе продолжительное охлаждение может вызвать обморожение кожи.

При отсутствии льда можно воспользоваться очень холодной (ледяной) водой, применяя ее в виде компресса.

Но холод помогает не только при ушибах или вывихах, он нередко способен снимать даже ревматические боли. Можно пользоваться пузырем со льдом или холодным компрессом также при сильной головной боли и мигрени.

Терапия льдом вообще полезна во многих отношениях. Для холодного компресса на спину берут махровое полотенце, окунают его в холодную воду и тщательно выжимают. Затем помещают на два-три часа в морозилку. Смерзшееся полотенце легко развернуть и наложить на спину; боль проходит почти сразу.

Для компрессов хорошо использовать пластиковые пакетики для льда или специальные компрессы в виде герметично запаянных подушечек самой разнообразной формы с концентрированным солевым раствором, которые по желанию можно нагреть или охладить. Их легко наложить в качестве повязки на коленный сустав, область вокруг носа (если нужно остановить кровь).

Полезное средство от боли — ледяной валик. Для его изготовления берут стаканчик из-под йогурта, наполняют водой и ставят в морозилку. Когда вода начнет застывать, втыкают в стаканчик деревянную лопаточку (например, от мороженого). С ее помощью будет легко вытащить ледяной валик. Используйте его для растираний больных участков тела.

Хождение босиком

Предусматривается хождение по росе, воде, мокрым камням и снегу. Еще в Древней Греции и Риме использовали метод хождения босиком для профилактики и закаливания.

Эту процедуру подробно описали в своей методике водолечения Рикли, а затем Мунде, который считал эффективными холодные ножные ванны и хождение босиком по мокрой траве.

Хождение по росе

Желательно привыкать к хождению босиком по росе с 10 до 45 минут в день. Привыкая, постепенно увеличивать время процедуры. После ее окончания, не обсушивая ног, надеть сухие теплые носки и обувь и походить обутым еще 15 минут.

Часть четвертая

Лечение холодом (криотерапия)

Холод используется человеком с лечебной целью с очень давних времен. О лечении холодом упоминается в сочинениях Гиппократа, Галена, Авиценны и других врачей древности. Но, наверное, еще пещерные люди знали, что если приложить к ушибленному месту холод, боль и воспаление резко снижаются. Видимо, это и было самым началом того, что теперь развилось в целую область клинической медицины, которая называется криотерапией. Не менее широко применяется холод и в народной медицине, в домашних условиях.

Но давайте пойдем по порядку и для начала рассмотрим общие вопросы, а также те методы, которые используются официальной медициной, — все они строго научно обоснованы, и это поможет нам понять суть того воздействия (а еще вернее — суммы воздействий), которое оказывает холод как средство лечения при различных заболеваниях.

Немного истории

Развитие клинической криотерапии в нашей стране имеет свою историю.

В 1984 году на конгрессе ревматологов произвело немалый эффект выступление Т. Ямаучи. Материалы его доклада достоверно доказывали огромную лечебную эффективность процедур, основанных на использовании искусственного холода. Кроме того, из сообщения было видно, что снижение температуры газа и увеличение поверхности контакта кожного покрова с низкотемпературной газовой средой определяют лечебную эффективность криотерапии. Таким образом, можно считать, что именно данное выступление стало стимулом для начала работ по разработке отечественных криотерапевтических систем. Однако здесь нельзя не отметить следующий факт.

Информация, представленная в докладе, по понятной причине вызвала огромный интерес у специалистов, но еще большую активность проявили больные ревматоидным артритом. Вообще нужно отметить, что больные хроническими и прогрессирующими заболеваниями представляют собой совершенно особый тип людей. Многие из них сражаются со своим недугом десятками лет и испытывают на себе все новые методы и лекарства, следят за всеми публикациями и часто раньше специалистов узнают о новых научных разработках.

Не составляет здесь исключения и история развития отечественной криотерапии. Для метода критически важным является наличие современного криотерапевтического оборудования, то есть необходима специальная техника. На запрос о стоимости одной японской установки был получен ответ, что поставка обойдется в два миллиона долларов. Сумма гигантская, а для медицинских учреждений просто неподъемная. Поэтому вопрос о покупке импортного оборудования отпал сам собой. Но отказаться от самой идеи лечения сверхнизкими температурами было бы в корне неверным шагом — вот почему решено было поискать отечественных умельцев, способных решить данную проблему.

И это сработало. В частности, ленинградец Э., больной прогрессирующей формой ревматоидного артрита, проявил необычайную настойчивость и привлек к решению этой проблемы специалистов Ленинградского технологического института холодильной промышленности и Государственного института усовершенствования врачей. Образовалась творческая группа, которая поставила перед собой четкую цель создать криотерапевтическую установку. Медицинскую сторону вопроса представляли профессора Майстрах Е. В. и Губачев Ю. М., техническую — профессор Головко Г. А. (в то время заведующий кафедрой криогенной техники ЛТИХП) и Баранов А. Ю. И проблема была успешно решена.

В дальнейшем проводились все новые исследования, создавались новые проекты, и результат говорит сам за себя, без комментариев. А именно: несмотря на бурное развитие криотерапии за рубежом (особенно в таких странах, как Германия и Япония), ни одна импортная установка в лечебных учреждениях России не появилась — был создан целый ряд отечественных установок для общего и локального применения криогенных температур.

Таким образом, криотерапия относится к областям медицины, где россияне могут по праву гордиться успехами своих ученых и инженеров.

Криотерапия как метод лечения в современной клинической практике

Данный термин (от «крио» — холод и «терапия» — лечение), означает лечение холодом. Наиболее широко известны такие процедуры, как, например, умеренное охлаждение какой-либо части тела для уменьшения болей (при ушибах, переломах), при воспалительных процессах (холецистит, аппендицит), при кровотечениях (носовых, легочных) и т. п. Однако этими простейшими процедурами современная криотерапия далеко не ограничивается.

Дозированное воздействие холода обладает многими благотворными свойствами, о чем было известно издавна. В частности, уже наши далекие предки принимали ледяные ванны, так как знали, что эта процедура оказывает эффект омоложения.

А сегодня, в наши дни, уже совершенно научно было доказано, что холод:

— активизирует иммунную систему;

— мобилизует эндокринную и нейрогуморальную системы;

— обеспечивает устойчивость к стрессам и перегрузкам;

— повышает самочувствие и работоспособность.

Этим и объясняется применение холода при лечении многих заболеваний, причем не только как вспомогательного, но в отдельных случаях и как основного метода терапии.

Теперь к криотерапии относят не только традиционное гипотермическое воздействие (холодные ванны, зимнее плавание, компрессы со льдом и т. п.), но также воздействие газом (азотом, воздухом), охлажденным до сверхнизкой температуры — порядка минус 150–190 °С.

Криотерапия делится на общую и локальную.

Общая криотерапия, как правило, проводится в специальной криокамере, где кожа в течение 2–3 минут испытывает температурный стресс, не претерпевая повреждения. Общая криотерапия предусматривает полное или частичное погружение обнаженного тела в газовую среду при температуре минус 110–160 °С. При этом важный момент — защита конечностей и органов дыхания от обморожения; для этого перед процедурой пациенту надевают шерстяные носки и рукавицы и ватно-марлевую маску.

Общая криотерапия обладает оздоровительным и омолаживающим влиянием на весь организм в целом.

Такой эффект основан на изменении деятельности сосудов — первоначальный спазм мелких артерий сменяется выраженным их расширением, что приводит к активной гиперемии, продолжительность которой равна, в зависимости от индивидуальных особенностей, от 1 до 3 часов.

Результаты:

— усиленное теплообразование (а следовательно, и улучшение питания) тканей как кожи, так и внутренних органов;

— стимулирование работы сердца и сосудов;

— облегчение венозного оттока.

Очень важно, что процедуры общей криотерапии не сопровождаются побочными эффектами; такой эффект общей криотерапии, как способность содействовать потере веса (благодаря усиленному теплообмену), можно считать лишь достоинством.

ОСНОВНЫЕ ПОКАЗАНИЯ:

Таким образом, из вышесказанного вполне очевидно, что криотерапия оказывает значительный терапевтический эффект при таких состояниях, как:

— реабилитация после травм опорно-двигательного аппарата;

— после оперативных вмешательств;

— при заболеваниях позвоночника;

— воспалительных и обменных заболеваниях суставов;

— при очень многих кожных заболеваниях.

И, как будет видно из дальнейшего, перечень показаний для криотерапии данным списком отнюдь не исчерпан.

ПРОТИВОПОКАЗАНИЯ

Тем не менее существуют определенные противопоказания к лечению данным методом, и о них следует знать и помнить.

Основным противопоказанием следует считать тяжелые состояния больных:

— инфаркт миокарда;

— мозговые инсульты;

— тяжелые формы и стадии гипертонической болезни;

— сердечная недостаточность.

Имеются также отдельные противопоказания индивидуального характера. Первое место среди них, разумеется, занимает индивидуальная непереносимость холода, которая встречается у отдельных лиц, причем не так уж и редко, как это показала клиническая практика.

Жидкий азот в криотерапии

В очень многих случаях, но особеннов косметологии, криотерапия основана на использовании жидкого азота. Жидкий азот представляет собой прозрачную жидкость, без цвета и запаха, оказывающую сильное терапевтическое действие на ткани.

В случае применения жидкого азота холод получается за счет процесса испарения и перехода жидкости в газообразное состояние при непосредственном (в процессе манипуляции) введении его в действующий медицинский манипуляционный инструмент.

В зависимости от методики замораживание может вызывать гибель тканей (об этом будет рассказано позже, при описании отдельных методик и в разделе о методе криохирургии). Здесь лишь отметим, что криотерапия жидким азотом уже несколько десятков лет применяется для удаления бородавок, папиллом, сенильного кератоза, гипертрофических рубцов и угревой сыпи. В других случаях дело ограничивается сужением кровеносных сосудов с последующим расширением капилляров, что значительно усиливает приток крови к месту воздействия, в результате чего улучшается питание тканей. И здесь мы возвращаемся к косметологии: маски, обертывания, инъекции, проведенные после сеансов криотерапии, оказывают усиленное воздействие, что значительно помогает в лечении избыточного веса и целлюлита. В последнем случае проводится длительная экспозиция жидким азотом, более 30 секунд, под небольшим давлением. Через 40–60 секунд после замораживания появляется гиперемия и отек, а спустя несколько часов, образуется или эпидермиальный пузырь, или сразу плотная корочка, которая через несколько дней отторгается, оставляя малозаметное розовое пятно. Если же необходимо более поверхностное воздействие на кожу, жидкий азот применяется кратковременно, 10– 15 секунд, в виде массажа. Такой массаж проводится ватным тампоном на деревянной палочке, который окунается в термос с жидким азотом и прокатывается по массажным линиям или локально на нужный участок тела. Отмечено также благотворное воздействие холода при лечении некоторых форм облысения. Проводится криомассаж кожи волосистой части головы (расчесывают волосы прядями и параллельно проборам проводят быстрые движения тампоном с жидким азотом).

Еще более эффективно современное использование криогенной газовой струи, направляемой с помощью специального прибора на отдельные участки тела. Такой криоаппликатор представляет собой тубус-резервуар для жидкого азота со сменными металлическим наконечниками различной конфигурации.

Криогенная физиотерапия

Криогенная физиотерапия представляет собой сплав новейших достижений в области физики и физиологии и по праву относится к технологиям XXI века. Научный анализ векового опыта позволил определить механизм стимулирующего действия холода на человеческое тело.

Криогенная аппаратура, построенная в соответствии с современными представлениями об оздоровительном воздействии сверхнизких температур, позволила на порядок повысить позитивные результаты низкотемпературных процедур и свела к минимуму дискомфорт от контакта с холодными средами.

Массаж со льдом

Данная разновидность криотерапии очень часто применяется и в домашних условиях — компрессы изо льда уменьшают боль при ушибах, растяжениях связок и других травмах.

Лучшая методика для этого — растирание больного места по кругу целлофановым мешочком, наполненным льдом (продолжительность такого массажа не должна превышать пяти минут). При этом массировать необходимо не только место непосредственной травмы, но и немного выше и ниже него.

Каков механизм воздействия в данном случае? Охлаждение льдом вызывает спазм мелких сосудов и капилляров, замедляет кровоток и снижает проницаемость стенок, предотвращая возникновение отеков.

Кроме того, холод одновременно понижает чувствительность нервных окончаний, снимая болевые ощущения. Под влиянием массажа льдом увеличивается подвижность в суставах. Помимо этого, криотерапия обладает противовоспалительным и регенеративным действием, если применяется при хронических заболеваниях опорно-двигательного аппарата.

Криохирургия

Технический прогресс явился мощным стимулом резко возросшего интереса к применению холода в биологии и медицине. Изучение воздействия холода на самые различные биологические объекты и бурное развитие этой области знаний привели к созданию новой научной дисциплины — криобиологии, являющейся теоретической основой применения криогенного метода в клинической хирургии.

Основные характеристики метода

Метод позволяет полностью разрушить заданный объем нормальной или патологической ткани, расположенной как на поверхности тела, так и в глубине органа. Доступ к глубоко расположенным тканям, подлежащим деструкции, может быть осуществлен с минимальной травматичностью для здоровой ткани тонким криохирургическим инструментом.

Локальное криохирургическое воздействие на живые ткани, как правило, безболезненно и поэтому не требует предварительного обезболивания. Это объясняется ранним выключением чувствительных волокон при замораживании. Кроме того, локальное замораживание ткани может быть произведено без какого-либо повреждения здоровых клеток, окружающих очаг заболевания. Эта особенность метода позволяет считать замораживание физиологичным методом хирургического воздействия.

Преимуществом метода можно считать следующее: при холодовом воздействии блокируются мелкие сосуды, что само по себе обеспечивает выраженный кровоостанавливающий эффект. В свою очередь, высокая стойкость стенки крупных сосудов к низкой температуре, обуславливающая восстановление нормального кровотока даже после их полного замораживания, позволяет безопасно производить удаление нормальных или опухолевых тканей в непосредственной близости к этим сосудам.

Наконец, клиническая практика последних двух десятилетий наглядно показала, что очаги болезни, на которые производилось криохирургическое воздействие, быстро заживают, не вызывая образования грубых рубцов, и дают лучший косметический эффект.

Криотерапия (лечение холодом) при отдельных патологиях

В последние годы криотерапия активно внедряется как метод лечения в самых различных областях медицины. Преимущества метода криотерапии при лечении больных с различными патологиями описаны в трудах и подтверждены клинической практикой многих как отечественных, так и зарубежных врачей и ученых. Сегодня криотерапию используют в очень многих клиниках по всему миру.

Метод находит себе применение в таких сферах, как:

— хирургия;
— гинекология;
— оториноларингология (ЛОР);
— офтальмология;
— дерматология;

— онкологии;

а также все чаще при терапии бронхолегочных заболеваний.

Мы здесь не имеем возможности подробно рассматривать все методики, поэтому вкратце остановимся лишь на некоторых.

Холод в косметологии

Прежде всего следует отметить то общеоздоровительное и омолаживающее влияние, которое оказывают процедуры криотерапии, используемые в косметологии, не только на кожу, но и на весь организм в целом. Это объясняется тем, что несмотря на то, что воздействие оказывается непосредственно на кожу, результат фиксируется на тканевом уровне.

Именно поэтому криотерапевтические процедуры гармонизируют обменные процессы; кроме того, они, как правило, требуют от организма значительных энергетических затрат, что делает их очень перспективными как средство борьбы с избыточным весом, а также при лечении целлюлита, тем более что каких-либо отрицательных побочных явлений в абсолютно подавляющем большинстве случаев не отмечается.

Криогенная физиотерапия — самая быстрая и комфортная косметологическая процедура. Суть ее состоит в том, что человек на короткое время (2–3 минуты) по шею погружается в слой охлажденного до температуры −140 °С газа. Температура и время процедуры подобраны с учетом особенностей кожного покрова человеческого тела, поэтому в ходе процедуры охладиться успевает только тонкий поверхностный слой, в котором расположены тепловые рецепторы, а организм в целом не успевает испытать заметного переохлаждения.

Более того, благодаря особым свойствам холодного газа процедура достаточно комфортна, ощущение холода нередко даже приятно — особенно в летнее время. Те, кто на себе испытал криотерапию, охотно повторяют эти процедуры.

Причиной же популярности криотерапии является то, что воздействие на кожные холодовые рецепторы вызывает в организме мощный выброс эндорфинов. Для того чтобы получить такой же эффект, необходимо 1,5–2 часа интенсивной физической нагрузки.

Главное действие процедуры — ускорение обновления тканей на клеточном уровне, что условно можно рассматривать как омолаживающий эффект. Кроме того, отмечается рост иммунитета, отступают все виды боли, активизируется обмен веществ в коже. Процедура дает выраженный косметический эффект даже при борьбе с таким упорным недугом, как целлюлит.

Позитивные результаты связаны не только с повышением общего иммунного статуса, но и со свойством холодовой физиотерапии нормализовать обмен веществ. Понятно, что это сказывается самым благотворным образом на течении практически всех без исключения заболеваний.

Нужно только всегда помнить, что для данного метода необходимо специальное, довольно сложное оборудование, и применять его может исключительно квалифицированный специалист, который не только владеет самой методикой криотерапевтического воздействия, но и способен правильно учесть все индивидуальные особенности каждого из пациентов.

Криомассаж. Так называется процедура с использованием жидкого азота, эффект которой основан на перепадах температур, которые вызывают попеременное сужение и расширение сосудов. В результате существенно улучшается кровообращение и, как следствие, улучшается питание тканей.

Такие классические методики косметологии, как маски, обертывания, инъекции, оказывают многократно усиленное воздействие, если проводятся после криотерапевтического сеанса, — это доказано на практике.

Помимо уже указанных, это относится и к таким процедурам, как:

— чистка;

— пилинг;

— микродермабразия;

— биоэпиляция;

— процедуры, направленные на борьбу с избыточным весом;

— различные программы при целлюлите.

Эффектом косметического криомассажа и

других холодовых процедур является уменьшение морщин, профилактика дряблости кожи, восстановление формы и упругости груди и избавление от жировых отложений.

Сегодня криомассаж активнее всего применяется в программах омоложения кожи лица и тела.

Однако новые методы в локальном применении холода — криопилинг и криоэлектрофорез — становятся все более популярны. Суть последней процедуры заключается в введении в глубокие слои кожи замороженных препаратов, подобранных в зависимости от характера проблемы, посредством пульсирующего тока.

Применение криотерапии в косметологии ограничено лишь индивидуальной непереносимостью холодных процедур.

Холод в стоматологии

Стоматология — это еще одна область медицины, где довольно широкое применение находит себе холод.

Использование парожидкостной струи азота не только позволяет промораживать весь объем патологически измененных тканей с оптимальной скоростью, но и визуально контролировать зону воздействия холодом.

Местная гипотермия, проведенная таким способом, по результатам клинико-экспериментальных исследований, оказывает обезболивающее действие и уменьшает отечность тканей, замедляет распад белков в очаге поражения и препятствует всасыванию продуктов распада тканей и микроорганизмов, уменьшает гипоксию и ацидоз. Кроме того, она ослабляет аллергические процессы, активизирует фагоцитарную активность лейкоцитов и стимулирует регенерацию тканей.

В комплексе с оксигенацией, т. е. с одновременным насыщением тканей кислородом, местная гипотермия дает хороший терапевтический эффект в лечении многих стоматологических заболеваний, в том числе тяжелых форм пульпита и предраковых заболеваний полости рта.

Резонансная гипотермия как разновидность холодового воздействия является высокоэффективным методом при лечении болезней пародонта. В 1980 году научная группа ВОЗ признала актуальным изучение роли психологического стресса в этиологии и патогенезе болезней пародонта. А в 1999 году отечественные исследователи доказали значение адаптационного синдрома в патогенезе заболеваний пародонта, отметив при этом особую роль перенапряжения симпатического звена нервной системы. Этим объясняется терапевтический эффект при лечении различных заболеваний пародонта с помощью методов воздействия, направленных на повышение устойчивости организма к эмоциональному стрессу (а мы уже знаем, что именно к таким методам относятся различные варианты лечебных холодовых воздействий).

Механизм же, с точки зрения физиологии, следующий: ритмическая гипотермия (в режиме 60–120 минут, с частотой дельта-биотоков головного мозга 0,05–5,00 Гц) нормализует проницаемость гематоэнцефалического барьера и тем самым снижает возбудимость центральной нервной системы.

Однако при хронических патологиях тканей пародонта подобное воздействие менее эффективно. По этой причине ведутся разработки новых программ резонансной гипотермии, учитывающих особенности пародонта как высокочувствительной рефлексогенной зоны с богатой иннервацией.

Холод в лечении ЛОР-болезней

Здесь криовоздействие дает наилучшие результаты при лечении следующих патологий: вазомоторный ринит, хронический фарингит (катары всех форм), аллергический насморк.

Есть данные, что в последнем случае криотерапия может стать не дополнительным, а основным методом лечения.

Кроме того, в оториноларингологической практике холод давно и с высокой эффективностью используется для обезболивания при проведении простейших оперативных вмешательств: удаление аденоидов и гланд, различные пункции (как, например, при гайморите) и т. д.

Криохирургический метод лечения геморроя

Данный метод заключается в замораживании патологических образований прямой кишки с использованием криоэлектронной установки, работающей на жидком азоте.

Патологический субстрат через несколько дней с момента криовоздействия некротизируется и отторгается.

Метод применим не только для геморроидальных узлов, но и для других заболеваний прямой кишки: полипов, папиллом, кондилом и т. д.

Но наилучшие результаты криометод все же показывает при лечении геморроя.

ПРЕИМУЩЕСТВА МЕТОДА:

— эффективность;

— бескровность и безболезненность (не требует наркоза);

— проведение манипуляции в амбулаторных условиях;

— не приводит к образованию послеоперационных рубцов, суживающих просвет анального канала;

— возможность проведения при наличии сопутствующих заболеваний в стадии компенсации;

— ранняя послеоперационная реабилитация и сокращение сроков временной нетрудоспособности (зачастую пациенты, не занимающиеся тяжелым физическим трудом, приступают к работе уже через день после проведения манипуляции).

Онкология

Многими авторами отмечены формирование противоопухолевого иммунитета после воздействия холода, гипосенсибилизирующий (противоаллергический), а также иммуностимулирующий эффект, причем естественные биологические реакции организма в ответ на холодовое воздействие активизируют иммунную защиту.

Приложения

Плавание как реальный альтернативный метод профилактики и лечения болезней

Природные физические факторы оказывают влияние на функциональные системы и компенсаторные процессы в организме больного и должны широко использоваться как в санаторно-курортных, так и в лечебно-профилактических учреждениях. Сегодня они широко применяются при острых и хронических заболеваниях, после хирургических вмешательств, травм, которые нередко сопровождаются тяжелыми функциональными нарушениями, не поддающимися лекарственной терапии.

Природные факторы чаще всего используются в восстановительной терапии заболеваний сердечно-сосудистой, центральной и периферической нервной систем, опорно-двигательного аппарата, органов пищеварения и других систем.

Сегодня большинство санаториев и курортных учреждений оборудованы лечебными пляжами, на которых проводятся климатолечебные процедуры. Морские купания здесь сочетаются с воздушными и солнечными ваннами. При некоторых видах заболеваний (псориаз, паралич, нарушения обмена веществ) этот вид лечения особенно результативен. Обычно действуют три режима: щадящий, щадяще-тренирующий и тренирующий. При смене климата в первые 7–10 дней пациент адаптируется к изменившимся условиям и только после этого его переводят со щадящего режима на тренирующий.

Плавание может оказывать наиболее положительный результат при некоторых заболеваниях, в частности при ишемической болезни сердца. По современным представлениям все больные с ишемической болезнью сердца, а также лица с факторами риска развития данного заболевания в зависимости от формы болезни и степени нарушения функций организма делятся на три медицинские группы с целью оптимизации лечебного воздействия.

Первая медицинская группа. Хроническая ишемическая болезнь сердца, стенокардия напряжения, редкие (1–2 раза в неделю) приступы стенокардии после физического напряжения, с недостаточностью кровообращения не выше 1-й стадии, без нарушений сердечного ритма, 2-й функциональный класс. Кардиосклероз после перенесенного инфаркта миокарда с редкими, легко купируемыми приступами стенокардии. Морские купания с плаванием для этой группы допустимы при температуре воды не ниже 22 °С, продолжительностью до 5 минут.

Выполняются гимнастические и дыхательные упражнения стоя на мелком месте. Разрешается плавание саженками (не вынимая рук из воды), темп медленный.

Вторая медицинская группа. Хроническая ишемическая болезнь сердца, атеросклеротический кардиосклероз с редкими нетяжелыми приступами стенокардии после значительного физического или эмоционального напряжения, без нарушения сердечного ритма и проводимости, при отсутствии недостаточности кровообращения.

В этом случае морские купания с плаванием разрешаются при температуре воды не ниже 20 °С, продолжительностью до 10 минут с периодами отдыха.

Имитация плавания, стоя на мелкой части, плавание произвольным способом, брассом. Темп спокойный: произвольным способом — до 60–75, брассом — до 20–30 гребков в минуту.

К третьей медицинской группе относятся лица без существенных отклонений в состоянии здоровья, с умеренными возрастными изменениями или незначительными нарушениями функций отдельных органов или систем переходящего характера, практически здоровые лица, имеющие факторы риска развития ишемической болезни сердца (в частности ожирение, гиподинамия, повышение холестерина в крови и др.).

Морские купания разрешаются при температуре воды не ниже 18 °С, продолжительностью от 5 до 10 минут. Рекомендуется плавание произвольным способом, брассом; плавание кролем на малые расстояния, до 100 метров, в умеренном темпе; разрешаются игры в воде.

Таким образом, плавание вносит значительный вклад в лечение сердечной патологии (одной из наиболее опасных и широко распространенных в наше время).

Оказание первой помощи пострадавшему на воде

Вода может принести человеку как пользу, так и вред. Это природная стихия, и во взаимодействии с ней всегда следует учитывать возможность неблагоприятного или опасного развития событий. Например, возможно утопление при заполнении воздухоносных путей водой. Это происходит часто в результате пренебрежения правилами пользования водоемами или переоценки своих сил и возможностей, купания в нетрезвом виде, а также в случае внезапной потери сознания. Причем совершенно необязательно погружение в воду всего тела — достаточно для этого погрузить только лицо.

Остро наступившее удушье проявляется резким посинением лица и набуханием вен шеи, расширением зрачков, кратковременной рефлекторной задержкой дыхания, быстро сменяющимися судорожными дыхательными движениями и потерей сознания в результате прекращения газообмена в легких. Несколько позднее вследствие гибели головного мозга и наступающего кислородного голодания происходит остановка сердца и наступает смерть.

При извлечении утопающего из воды необходимо быть осторожным. Подплывать к нему следует сзади. Схватив за волосы или подмышки, нужно перевернуть утопающего вверх лицом и плыть к берегу, не давая захватить себя. Оказание первой помощи должно начаться сразу же после извлечения его из воды. Пострадавшего кладут на живот на согнутое колено таким образом, чтобы голова была ниже грудной клетки, и любым куском материи удаляют из полости рта и глотки воду, рвотные массы, водоросли, ил. Затем несколькими энергичными движениями, сдавливающими грудную клетку, стараются удалить воду из трахеи и бронхов. Следует отметить, что при утоплении паралич дыхательного центра наступает через 4–5 минут, а сердечная деятельность может сохраняться до 15 минут. После освобождения воздухоносных путей от воды пострадавшего укладывают на ровную поверхность и при отсутствии дыхания приступают к искусственному дыханию с ритмом 16–18 раз в минуту. При отсутствии сердечной деятельности одновременно необходимо проводить наружный массаж сердца.

Для эффективности искусственного дыхания надо освободить пострадавшего от стесняющей одежды. Искусственное дыхание и массаж сердца следует проводить длительно, в течение нескольких часов, до тех пор, пока не восстановятся самостоятельное дыхание и хорошая сердечная деятельность или же не появятся несомненные признаки биологической смерти.

Наряду с оказанием первой помощи необходимо принять все меры к быстрейшей доставке пострадавшего в лечебное учреждение. Во время транспортировки следует непрерывно продолжать искусственное дыхание и массаж сердца.

Общие принципы подготовки организма к моржеванию

Как уже указывалось ранее, перед тем, как приступить к собственно моржеванию, совершенно необходимо правильно подготовить к этому организм закаливающими процедурами. При этом в зависимости от состояния здоровья и общей подготовленности организма человека на подготовительный этап уходит в среднем 2–3 года.

1-й год: обтирания. Сначала обтираются водой комнатной температуры. Затем постепенно снижают температуру и увеличивают длительность процедуры.

2-й год: контрастный душ. Чередование воды разной температуры. Постепенно доводят разницу температур до максимально возможной. Аналогичную процедуру можно проводить в парной: чередовать парилку с холодным душем или холодным бассейном.

3-й год: холодный душ. Возможно также обтирание холодной водой, стоя на снегу.

Только после успешного проведения подготовительного этапа можно переходить к следующему — купанию.

1-й год: начинать купание весной или летом в воде с температурой 18–20 градусов и продолжать его до октября-ноября.

2-й год: продолжать купание до декабря.

3–4-й год: можно плавать среди льдин. Для начинающих длительность купания не должна быть выше 25 секунд, при двух-трехлетнем стаже моржевания можно плавать до минуты. Моржу со стажем более трех лет купаться в проруби можно 1,5–2 минуты.

Моржевание начинается с разминки: 3–4 общеразвивающих упражнения, маховые движения руками и ногами, самомассаж и т. п. На голову надевается резиновая шапочка. Перед купанием лицо, руки, грудь, спина, живот, ноги смачиваются водой. Затем нужно войти в воду и усиленно плавать. Выйдя из проруби, надо встать на коврик и быстро растереться полотенцем. Полезно провести самомассаж и быстро одеться.

Помощь при отморожениях

Отморожение наступает при длительном воздействии холода на какой-либо участок тела, чаще конечности. Под воздействием холода наступают выраженные нарушения кровообращения сначала в коже, затем в подлежащих тканиях, позднее развивается некроз кожи и более глубоких тканей. Степень поражения при отморожении определить сразу крайне сложно, картина становится более определенной лишь к концу первых суток. Вследствие общего переохлаждения организма при длительном пребывании на холоде может наступить состояние, которое называют замерзанием. Развитию его способствуют высокая влажность, сильный ветер, утомление, голод, малая подвижность, алкогольное опьянение (при таких обстоятельствах замерзание может произойти при температуре атмосферного воздуха выше нуля).

При замерзании вначале отмечаются мышечная дрожь, учащение пульса и дыхательных движений, появляется бледность кожных покровов. Затем понижается температура тела, развивается сонливость, темп сердечной деятельности и артериальное давление снижаются. Дыхание становится поверхностным и редким, затем могут наступить потеря сознания и смерть.

При осмотре обращает на себя внимание синеватая и холодная кожа с отсутствующей или резко сниженной чувствительностью. После согревания появляется резкая боль в отмороженных участках конечностей. Через 24 часа можно оценить степень отморожения:

— I степень — гиперемия и отек кожных покровов, пальцев;

— II степень — образование пузырей;

— III степень — появление участков некроза после вскрытия пузырей;

— IV степень — некроз конечностей (отек, почернение).

При общем переохлаждении пациенты вялые, апатичные, кожные покровы бледные, холодные, температура тела составляет 36 °С и ниже, возможно понижение артериального давления.

Пострадавшего нужно немедленно согреть: поместить в теплом, обогреваемом помещении, освободить конечности от одежды и обуви. Отмороженные конечности вначале растирают руками или мягкой тканью, затем отогревают в тазу с теплой водой (до 35 °С), повышая ее температуру до 45 °С в течение 10 минут. Обычно подобная процедура приводит к исчезновению болей и согреванию конечностей, которые нужно утеплить, предварительно вытерев насухо и протерев водкой. Если же конечности остаются холодными и бледными, то это свидетельствует о более глубоком отморожении. При сильных болях назначают анальгетики, а пострадавших госпитализируют в стационар.

Примерный перечень закаливающих мероприятий для детей среднего дошкольного возраста

— Сон с открытым окном. Проветрить спальню 5–7 минут, открыть окно или фрамугу. Закрыть за 20–30 минут до подъема.

— Утренняя гимнастика, физкультура на свежем воздухе или у открытого окна.

— Общие воздушные ванны во время раздевания перед сном и одевания после него. Местные воздушные ванны в течение дня.

— Рекомендуется одевать ребенка в соответствии с температурой воздуха в помещении:

Температура воздуха	Виды одежды
23 °С *и выше*	Тонкое х/б белье, легкое х/б платье с короткими рукавами, носки, босоножки
21–22 °С	Х/б белье, х/б или полушерстяное платье с длинными рукавами, колготки для 3–4-летних детей, гольфы для 5–7-летних, туфли
18–20 °С	Х/б белье, плотное х/б или полушерстяное платье с длинными рукавами, колготки для 3–4-летних, туфли

— Прогулка на свежем воздухе ежедневно, общее время до 4 часов.

— Хождение босиком по песку, гравию, дорожке.

— Полоскание рта водой комнатной температуры. С 3 лет — полоскание рта, с 3–5 — полоскание горла.

— Умывание: лица, кистей рук — с 3–4 лет, рук до локтей, шеи — с 4-х лет.

— Обливание голеней и стоп после дневного сна. Рекомендуется снижение температуры воды при обливании ног каждые два дня на 2 °С:

Возраст	Начальная температура	Конечная температура
2–3 года	30 °С	18–16 °С
4–7 лет	30 °С	16–14 °С

Купание в водоеме с трех лет. Температура воздуха — 23 °С, температура воды — 25 °С, продолжительность — 3–8 минут.

— Местные солнечные ванны оголенных рук, ног по 5–6 минут, увеличение на 1–2 минуты через каждые два дня.

— Общие солнечные ванны с 5 до 10 минут (в течение дня всего до 40 минут).

Примечания:

1. В возрасте 3–4 лет ребенка можно научить полоскать рот, а в возрасте 4–5 лет — полоскать горло. Делать это нужно регулярно (на каждое полоскание используется примерно 1/3 стакана воды). Эта несложная процедура (дважды в сутки) предупреждает ангину и кариес зубов.

2. Длительные перерывы в закаливании (более 2–3 недель) вновь повышают чувствительность организма к охлаждению. Поэтому в случае вынужденного перерыва закаливание нужно проводить осторожно.

Водный закаливающий массаж по методике А. Тихоновой

Для проведения массажа вам потребуются мыло, мочалка, полотенце махровое.

— I цикл — вода теплая. Утром, сразу после пробуждения, зайти в ванну, наполнить таз теплой водой, смочить полотенце, отжать и жгутом похлопать спину. Затем смочить ладони водой и похлопать руки: по наружной поверхности снизу вверх, по внутренней — сверху вниз. Опять смочить ладони и похлопать лицо, шею, грудь, живот, ноги (по внутренней поверхности снизу вверх, по наружной — сверху вниз), подошвы. Облиться этой водой.

— II цикл — вода прохладная. Повторить все сначала.

— III цикл — вода холодная. То же самое, затем растереть уши: мочки, заднюю стенку ушной раковины, переднюю, внутреннюю, потом ладонью потереть уши сверху вниз и спереди назад. Закончить процедуру обливанием. Налить в таз воды той температуры, которая вам наиболее комфортна, и вылить ее на себя.

Массаж повторять ежедневно. Через 5–7 дней начнется потоотделение в течение рабочего дня и ночью. Обязательно перед процедурой массажа очистить кожу от пота мыльной мочалкой без воды. Температуру воды постепенно снижать по самоощущению. Массаж приводит к тонизированию организма, так как запускаются в работу все кожные рецепторы, несущие импульсы во внутренние органы и в кору головного мозга.

Он также способствует закаливанию организма, так как применяется вода разной температуры, возбуждающая функцию холодовых терморецепторов.

Литература

Артюхова Ю. Как закалить свой организм. — Минск: Харвест, 1999.

Богданов Г. П. Школьникам — здоровый образ жизни. — М., 1989.

Большая советская энциклопедия. — М., 1976.

Буков И. Ф. Холод и организм. — Л., 1964.

Буянов В. М. Первая медицинская помощь. — М.: Медицина, 1981.

Васильев В. С. Обучение детей плаванию. — М.: Физкультура и спорт, 1989.

Воронцова И. М., Беленький Л. А. Закаливание детей с применением интенсивных методов. Метод. рекомендации. — С.-Петербург, 1990.

Детская энциклопедия в 12 томах. Том 7. — М.: Просвещение, 1966.

Иванченко В. Г. Тайны русского закала. — М., 1991.

Ильинич В. И. Физическая культура студента. — М.: Гардарики, 2000 г

Кабанов И. Н., Чабовская А.П. Анатомия, физиология, гигиена детей дошкольного возраста. — М.: Медицина, 1975 г

Капранова Е. И. Закаливание детей раннего возраста. — Интернет-издание Русский медицинский журнал, 2000.

Колгушкин А. Н. Путь к зимнему плаванию. — М.: Физкультура и спорт, 1983.

Кольранский Б. Б. Охлаждение, переохлаждение и их профилактика. — М., 1996.

Кунин Б. И. Дошкольная гигиена. — Просвещение, 1962.

Лаптев А. П. Закаливайтесь на здоровье. — Москва: Медицина, 1991.

Медицина. Подписная научно-популярная серия. — М.: Знание, 1986.

Мильнер Е. Г. Формула жизни. — М.: Физкультура и спорт, 1991.

Новиков В. С., Чудаков А. Ю., Исаков В. Д. Острая гипотермия. — СПб.: Наука, 1997.

Основы медицинских знаний // Под ред. Р. В. Тонковой-Ямпольской. — Москва: Просвещение, 1981.

Парфенов А. П. Закаливание человека. — Л., 1980.

Попов С. Н. Лечебная физическая физкультура. — М.: Физкультура и спорт, 1978.

Праздников В. П. Закаливание детей дошкольного возраста. — М., 1988.

Пусть ребенок растет здоровым. Сборник. — М., 1975.

Синяков А. Ф. Рецепты для здоровья. — Физкультура и спорт, 1986.

Скрипалев В. С. И снова холод полюбить. — М.: Молодая гвардия, 1988.

Спирина В. П. Закаливание водой. — Просвещение, 1972.

Сыроечковская М. Н. Водолечение. — М., 1988.

Традиционные и нетрадиционные методы оздоровления. Материалы конф. — Дубна, 1992.

Толкачев Б. С. Физкультурный заслон ОРЗ. — М., 1988

Физкультура и спорт (малая энциклопедия). — М.: Радуга, 1982.

Энциклопедия для маленьких джентльменов. — Санкт-Петербург: Золотой век, 1995.

При работе над книгой использовалась информация, размещенная на интернет-сайтах:

http://sir35.narod.ru
http://psy.com.ru
http://www.tiensmed.ru
http://www.ctel.msk.ru/med/detka.htm
http://www.doktor.ru
http://uchitel-ivanov.narod.ru
http://www.medicus.ru
http://www.murman.ru/morzh
http://crt-belovodie.ru/morsas
http://kriofil.narod.ru
http://km-morzh.narod.ru
http://www.neptun.v12.co.ua
http://ice-pool.narod.ru
http://eisberg.narod.ru
http://morzh.osnovnoi.ru

Оглавление

Серия «Здоровье нации»

БУРОВ Михаил

Закаляйся, как сталь
Правильное закаливание и моржевание

Ответственный редактор *Оксана Морозова*
Технический редактор *Галина Логвинова*
Корректор *Елена Андрианова*

Компьютерная верстка: *Валерий Хорев*
Макет обложки: *Александр Вартанов*

Сдано в набор 20.05.2006. Подписано в печать 28.07.2006.
Формат 84х108 $^1/_{32}$. Бумага типографская № 2.
Гарнитура SchoolBookC. Тираж 5 000 экз. Зак. № 3369

Издательство «Феникс»
344082, г. Ростов-на-Дону, пер. Халтуринский, 80
Тел.: (863) 261–89–76, факс: (863) 261–89–50
e-mail: morozovatext@aaanet.ru

Отпечатано с готовых диапозитивов в ОАО «ИПП «Курск».
305007, г. Курск, ул. Энгельса, 109.

E-mail: kursk-2005@yandex.ru
www.petit.ru

Качество печати соответствует качеству
предоставленных заказчиком диапозитивов.

КНИГИ ИЗДАТЕЛЬСТВА «ФЕНИКС»
Для крупнооптовых покупателей

344082, г. Ростов-на-Дону, пер. Халтуринский, 80
Тел. (863) 261-89-53, e-mail: torg@phoenixrostov.ru

Представительства в г. Москва

ул. Космонавта Волкова, 25/2, 1-й этаж, (м «Войковское»)
Директор – *Моисеенко Сергей Николаевич*
Тел.: (095) 156-05-68, 450-08-35, 8-916-526-4376
e-mail: fenix-m@yandex.ru

ш. Фрезер, д. 17, район метро «Авиамоторная»
Директор – *Мячин Виталий Васильевич*
Тел.: (095) 517-32-95, 107-44-98, 711-79-81
e-mail: *mosfen@pochta.ru, mosfen@bk.ru*

Издательский Торговый Дом «КноРус»
ул. Б. Переяславская, 46, (м «Рижская», «Пр. Мира»)
Тел. (095) 680-02-07, 680-72-54, 680-92-13
e-mail: phoenix@knorus.ru

Представительство в г. Санкт-Петербург

198096, г.Санкт-Петербург, ул.Кронштадская, 11, офис 17
тел.: (812) 335-34-84, e-mail: fnx.spb@mail.ru
Директор: Стрельникова Оксана Борисовна

Представительство в г. Новосибирск

ООО «ТОП-Книга». Новосибирск, ул. Арбузова 1/1
Директор – *Вяльцева Ирина*
Тел.: (3832) 361028 доб. 165, e-mail: phoenix@top-kniga.ru

Представительство в Украине

ООО «Кредо». Донецк, пр. Ватутина, 2 (офис 401)
тел. +38 062 – 345-63-08, 339-60-85, e-mail:
moiseenko@skif.net

Самара и Тольятти

«Чакона» — книготорговая фирма
г. Самара, ул.Чкалова, д.100. Тел. (846) 242-96-30
г. Тольятти, 15-й квартал, ул. Автостроителей, 56а, 2-й эт.
(8482) 30-84-17, 76-29-05.
Интернет-магазин: www.chaconne.ru

Сайт Издательства «Феникс» http://www.phoenixrostov.ru
По вопросам издания книг обращаться:
Тел. 8-863-2618950, e-mail: office@phoenixrostov.ru